ガンは
A《エイ》S《エス》T《ティ》気功で
治せ

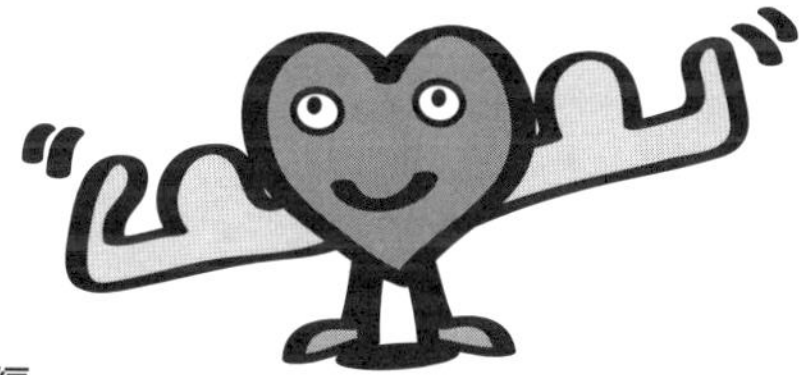

(財)日本AST協会 編

ＡＳＴ（アストカイロ）気功とは、西洋医学と気功を基盤にした生理学的な治療法です。アストはＡｓｔｒａｌ（アストラル）で、古代より、人体の周囲に宿主として存在するという「星気体」をいいます。カイロはギリシア語で「手」。ＡＳＴとは、アストラルを手で自由にあやつる技術という意味を持ち、〈アストカイロ法〉と命名しました。ＡＳＴ気功は、その略号で通常エイエステティと呼ばれています。

AST治療原則

進行停止
良好結果
早期完治

目次

（7）体力増強のためのＡＳＴ　38
（8）ＡＳＴ気功が苦手とするガンは、現代医学との相乗効果で治す　39

ＡＳＴ気功によるガン治療体験集　40

1〔肺ガン〕（1999年学会誌掲載）　40
1年間続く咳と体のだるさ。ＣＴ検査で左肺にガンが発見される。
治療をＡＳＴ気功のみに絞り、1年後にはガンは消滅。再発もなし。

2〔肺ガン〕（1995・1999年学会誌掲載）　44
職場の検診で肺ガンが判明。すぐにＡＳＴ気功治療を開始し、2ヶ月半後に完治。現在まで再発することもなく、健康な毎日を過ごす。

3〔食道腫瘍〕　49
一週間後に流動食になると宣告された食道腫瘍が8ヶ月後にＡＳＴ気功の治療で消える！

4〔悪性リンパ腫〕　55
成功率の低い手術をあきらめ、声も出ず、飲み込むこともできないほどに悪化。
病院では検査のみ。ＡＳＴ気功を治療として続け、リンパ腺の腫瘍はすべて消

失。

5〔悪性リンパ腫〕 58

寝たきりの生活、短い余命であることを22歳で宣告される。初回の治療で味覚がもどったことに感激。手術をやめてＡＳＴ気功治療にかけ、完治。

6〔膵頭部腫瘍〕 62

病院でなす術のない膵頭部腫瘍がＡＳＴ気功によって治癒した！

7〔大腸ガン・肝細胞ガン〕 69

体重の減少、血便、疲れ……。病院の検査で大腸と肝細胞のガンが判明。手術に耐え、退院後のＡＳＴ気功でガン細胞が消滅。

8〔大腸多発ポリープ〕（１９９５年学会誌掲載） 72

開腹手術、何度ものポリープ除去、抗ガン剤の投与……。大腸の多発ポリープと闘い、克服。みずからもＡＳＴ治療師に。

9〔大腸ガン〕 77

手術で初めて判明した２００を超えるガン細胞。余命は６ヶ月。ＡＳＴ気功ですべてのガンが消失。病院中がおどろきの渦に。

10（大腸ガン）〔１９９５年学会誌〕 80

ＡＳＴ気功の難病における体験集　101
1　〔膠原病〕　101
高熱と極度の筋力低下で、立つことも話すことも困難に。副作用がなく安心できるＡＳＴ気功治療で健常者同様に回復。待望の子供も誕生。
2　〔慢性関節リウマチ〕　106
関節の痛みで、座ることも腕を上げることも困難な体に。ＡＳＴ気功治療によって健康体を取りもどすことに成功。励ましてくれた治療師に感謝。
3　〔パーキンソン病〕　110
両手が動かず、顔の表情もまったくなくなるほどの重症。ＡＳＴ気功治療で手足のしびれがなくなり、顔にも元の表情がもどった。病院でも完治と診断。
4　〔肺気腫症・心筋梗塞〕　113
入退院を繰り返していた重症の肺気腫と心筋梗塞をＡＳＴ気功で克服。現在もＡＳＴ気功をライフスタイルに取り入れ、充実した毎日を送る。
5　〔肺気腫症〕　118
肺気腫症と診断され、退職さえも覚悟。残りの人生は不安でいっぱいに。短期間で集中して行った11回のＡＳＴ気功治療で、おどろくほど簡単に完治。

6　〔ＭＲＳＡ〕　122
喀痰培養から検出されたＭＲＳＡがＡＳＴ気功で消滅した！
7　〔糖尿病〕　126
糖尿病、胃潰瘍、十二指腸潰瘍、脂肪肝、不眠……。
完全にバランスを崩した体をＡＳＴで治癒。インシュリン治療も不要に。
8　〔糖尿病〕　132
10年を越える病院通いでも回復しなかった糖尿病。
ＡＳＴ気功治療でインシュリン量は半分以下、歩行できる健康体に。
9　〔潰瘍性大腸炎〕　138
突然の血性下痢と腹痛、熱…。体力が消耗し、体重も10キロ減少。
総合病院の主治医が治療にＡＳＴ気功を併用し、回復。職場復帰の日も近い。
10　〔潰瘍性大腸炎〕　142
血性下痢が１日７～８回。入院治療して回復しても運動すると元にもどってしまう。主治医のすすめでＡＳＴ気功治療を開始。通常の学生生活が送れるまでに回復する。
11　〔難治性弛緩性便秘症〕　146

難治性弛緩性便秘症をＡＳＴで治し、胃ガンの再発防止を行い、快適な生活に。

12〔慢性腎不全〕（１９９２年学会誌掲載）149
歩行禁止、絶対安静。自分で薬袋を敗れないほどの倦怠感。
食事・薬物療法で回復しなかった検査値や症状がＡＳＴ気功で劇的に回復

13〔慢性腎炎〕153
小学６年生で慢性腎炎と診断され、運動や食事の制限を余儀なくされる。山間部から１００キロ離れた治療院へ２年間通い、病気は完治。晴れて大学生に。

14〔先天性股関節亜脱臼〕159
生後の検診で異常を発見できず、骨盤と股関節の痛み、Ｘ脚に悩む。
週１回のＡＳＴ治療で骨盤の位置は正常になり、すべての症状が完治。

慢性病

〔腰痛〕163
中学２年の時、自転車で転倒して以来の腰痛。夜、痛みで眠れないことも。
手術以外の方法で治療したいと考え、ＡＳＴ気功で痛みをなくすことに成功。

難病患者をお持ちのご家族の方へ　167

第一部

AST気功によるガン治療

第一章

西洋医学における展望の限界

西洋医学における展望の限界

今から20年前、西洋医学は全幅の信頼を寄せられ、すべての病気を治す技術が人間にあるというような観念がありました。この当時、医療が進歩すればほとんどの病気はもしかしたら治るのではないか、という世相がありました。西洋医学は限りなく無限に進歩して多くの病気を解決するだろう、という淡い期待が存在していたのです。

そして、5年経ち、10年経ってそれからどうなったかといえば、治る病気、治らない病気という境界線が引かれ、次第に西洋医学の限界が見えてきました。西洋医学がどこまで慢性病に対して貢献できるか、不治の病や難病に対してどれだけ貢献できるかというのが見えてきたのです。それは病気に対する、あるいは医療に対する限界を示しているともいえます。つまり、病気に対する医学の限界が、10年前にほとんど明確になったといっても過言ではないのです。

現在はどういう状況にあるのでしょうか。

外科領域は、最も発達した技術レベルの高い領域だといえます。器質的疾患に強く、病気に対する対処法は、悪い部分を切り取る外科的な手術に頼らざるをえないというのが、現代における最大の治療法となっています。

　薬剤による治療の特質は、人体を切らずに病気を治せるというものですが、病気を根本から治す方向性は失われつつあります。パーキンソンの薬物を例にとれば、脳（小脳）にまで抗生剤が届く、薬剤にドノパが出ています。ドノパに代わる次の薬が一つできたのなら、もう一つ二つくらいの薬ができる可能性を見つけるというものです。しかしそれらはまだ治療薬ではない、症状を改善する段階です。未来に展望が望める薬剤は、アルツハイマーの薬で、おそらく5年から10年経てば、かなり治る可能性が見えています。

　現在、外科的な処方がどこまで及ぶか、薬剤であれば、その効力の範囲は、どの病気にどこまでであるかという研究段階にあります。この病気はもしかしたらオペではなく薬で治るかもしれないという研究方向にあります。

　しかし、病気で言えば、狭心症や心筋梗塞、ガンを治せるかという問題になると、まったく難しくなります。指定難病や慢性病に対する治療薬は、大きな飛躍は望めないのが現状です。西洋医学によるこれからの未来の治療に多くを望めません。これからの未来は治療法ではなく、その病気といかにつきあうか、いかに苦しい心理状況を脱却してうつ状態にならずにすむかという問題になるのです。患者はどのように病気と上手につきあっていくのかという対処法となるのです。

アメリカは西洋医学一辺倒から脱却する

医療の先進国であるアメリカは、西洋医学に基づく医療が50パーセントを切りました。西洋医学は20世紀に入り、めざましい進歩を遂げましたが、患者は増え続けています。死亡率の高いガンは、外科手術と化学療法が中心に進められていても、かつて死病であった結核を撲滅したようにガンを撲滅できません。ガンや難病の研究を進めても成果を上げられずに、ついに西洋医学の限界が明らかになったのです。

アメリカでは現在、西洋医学以外の治療法による効果の報告がされてきました。国立衛生研究所（ＮＩＨ）の調査では、東洋医学などの伝統医学をはじめとして、薬草、漢方薬、針灸、瞑想、音楽、信仰などに病気の治療効果が表れているというものです。例えば、心理学療法などでは、余命3ヵ月の末期ガンの患者が、毎日心の底から笑って過ごしていたらガン病巣が消えてしまったというような治療効果が出ています。これはバーンアウトとして医学界では認識されています。

バーンアウトとは、リウマチが治るのに使われた言葉です。リウマチは関節が次々と破壊されていく病気です。両手の指の１ヶ所にリウマチが出たときに、その指だけで病気が止まり、燃え尽きて治るという現象がバーンアウトです。今では、リウマチの病気以外にも、病気が治るのをバーンアウトといいます。このバーンアウトの起こる要因には、体質変化によるものと、もう　つは心理的変化から脳に変化が生じて起こるものとがあります。バーンアウトで治るのは百人に１人、千人に１人と言われ、最大でも１パーセントの治癒率です。薬剤の効果の基準が１割から２割の基準で認められることを考えれば、これらの分野でさらに研究が進み、治る確率が上がってきたとすれば、これはもう大変な治療法になるのです。

最近の研究では、「祈り」による臨床効果がハーバード大学やコロンビア大学で報告されています。アメリカの病院では心臓病患者に祈りによる実験が試みられました。心臓病患者３９３人のうち祈りを受けている患者と、祈りを受けていない患者の比較対照による実験です。患者は祈られていることは知らされていません。そして、祈っている場所が遠いとか近いという距離に一切関係なく、祈りの効果があがったというものでした。具体的には、祈られている方のグループが人工呼吸器、抗生物質、透析の使用率が低いという事実が判明したのです。

アメリカ政府は、西洋医学一辺倒から転換して、西洋医学以外の研究に対しても予算を投じていく方針です。

〔産経新聞平成15年９月９日「西洋医学の限界打ち破る新しい波」村上和雄記事参照〕

健康食品はバーンアウトとして認識

現在、日本における病気の死亡原因の第1位は、脳梗塞や心筋梗塞など心疾患や脳の血液系が原因となるものです。第2位はガンであり、第3位は糖尿病です。

日本では病気が治ったとよく宣伝されているものに健康食品が挙げられます。病気が治ったとあれだけ多くの健康食品が華々しく紙面を飾っていますが、学術的なデータが出ていないことから、これも一つのバーンアウトの領域として医学界では捉えています。体質変化、心理変化によって病気が治ったと解釈するのが学術的に妥当な考え方であると言えます。

これはある一人の人間のガンが健康食品によって治ったときに、同じ健康食品を他の人も試せば同様の治療効果が表れるかというと、そういった効果は期待できません。再現性がないのが、バーンアウトです。あくまでも一部の人間が治った記録が存在するだけです。従って、民間に流布しているのは健康法であって、これは治療法ではないのです。健康法と治療法の違いは、健康法にはまったく再現性がなく一定の確率で治るという保証が存在していません。

ただし、西洋医学でも治らない不治の病にかかってしまったとき、何もしないでいるよりも、治る可能性に向かって邁進すべきです。何らかの健康法にトライすることにより、運が良ければ治る可能性が百に一つ、あるいは千に一つ生まれてきます。心理変化を起こし、体質変化が起きて難病の治る可能性がわずかながらでも出てくるのです。宗教に入ってガンを治した、キノコを食べてガンを克服した、コンブを食べて難病が治ったという奇跡を、現実のものとして起こせる可能性はあるのです。

ＡＳＴ気功は科学的な治療法

ＡＳＴ気功は百に一つ、千に一つ治る健康法とは違い、常に再現性のある治療法です。Ａの人間のガンが治ったとすると、Ｂの人間が同じ種類のガンで、しかも同様の状態であったならば治ります。Ｂという人間が治ったなら、Ｃの人間も治るという治療法です。どんな人間にも必ず再現性があるとまではいかないまでも、10人中2、3割という一つの数値的な再現性が存在します。このように一定以上の再現性が存在しない限り、それは治療法といえないのです。そして、その法則は西洋医学の発生基序（しくみ、メカニズム）に基づいて理解して考えていくのがＡＳＴ気功です。再現性のある治療法であるとＡＳＴが明言する根拠は、どのようなものでしょうか。

ＡＳＴ気功は西洋医学以外に、ガンや多くの病気を治したという論文が認められた唯一の気功で、健康法ではなく治療法という言葉がいわばあてはまります。治療法と命名するからには、治った記録をもち、しかも必ず再現性のあるものでなければなりません。そして再現性のあるデータが、そこに存在しない限り治療法という言葉は使えないのです。ＡＳＴは病気を治した記録を１９９２年から現在にいたるまで、毎年ＡＳＴ気功の臨床効果論文として掲載されています。常に学会に報告して記録していくことを信条としています。従って、治ったデータは本人の訴え（感覚）ではなく、病院の検査値であり、Ｘ線の画像などです。これが治った証明となります。いわゆる健康食品や、その他の健康法には、学会を通過した記録がありません。あれだけガンを治した云々などの広報活動が盛んに行われ、いかに紙面を賑わしていても、何一つ学会を通過した記録がないのです。

現在のＡＳＴ気功には、２００３年に文部科学省の審査を経て科学研究費がおりて、横浜国立大学、東邦大学、鳥取大学、St.コロンビア大学で研究が進められています。日本でも世界でも医学的に認められた治療効果の高い気功だという客観的な証拠になると思います。

ＡＳＴ気功の活発な学会活動

医療気功が治療技術として認知されるには、その治療効果に関する科学的な評価が必要です。これまでにも気功に関する生理学的な効果に関する論文はみられますが、具体的な臨床治療例に関する論文はまだまだ数が少ない状況です。ＡＳＴ気功は学会および学術誌に多くの臨床治療例を発表しており[注1]、特に腫瘍に対する効果にはこれまでのさまざまな治療と比較して注目すべきものがあります。腫瘍の治療には、腫瘍自身に対する効果、転移および再発に対する効果、合併症に対する効果、術後の経過に対する効果、抗ガン剤や放射線治療による副作用に対する効果など様々な要因に対する検討が必要です。

　これまでに、例えばＡＳＴ気功による腫瘍の縮小または消失（図１、２、３）、転移巣の消失（図４）が学術誌に報告されています。図１、２、３は肺腫瘍に対する効果を示しており、治療後のＣＴで腫瘍は縮小または消失しています。図４は大腸ガンの肝転移巣に対する治療効果を示していますが、治療後の超音波検査で転移巣の消失が認められています。

　ＡＳＴの治療効果の作用機構に関する研究も行われています。これまで、気功全体でも腫瘍に対する作用機序に関する学術的な研究は乏しかったですが、ＡＳＴではガン細胞のガン遺伝子の発現やガン細胞の増殖と分化および細胞周期に影響を与えて治療効果を発揮していることを学術的に証明し、学術誌に報告しています。このような気功は他には存在しません。ＡＳＴはガン細胞のガン抑制遺伝子の正常な機能発現をうながし、ガン細胞のアポトーシス[注2]を誘導することが証明されました（図5）。また、ガン細胞の増殖を制御するサイトカイン[注3]の動態に影響を与えていることが明らかになりました（図6、7）。

　このようにＡＳＴは腫瘍に対する治療効果を学術的に検証し、その効果を実証し、臨床に役立てています。

（注1）学術論文「人体科学会学会誌」巻末参照

（注2）アポトーシス：細胞死の一つのタイプで、受動的な細胞死である壊死とは区別されており、能動的な現象と考えられている。

（注3）サイトカイン：細胞間のコミュニケーションを行う蛋白質性シグナル伝達分子の総称であり、伝達分子にはその分子特異的な受容体が存在し、受容体を介して細胞内にそのシグナルが伝達される。

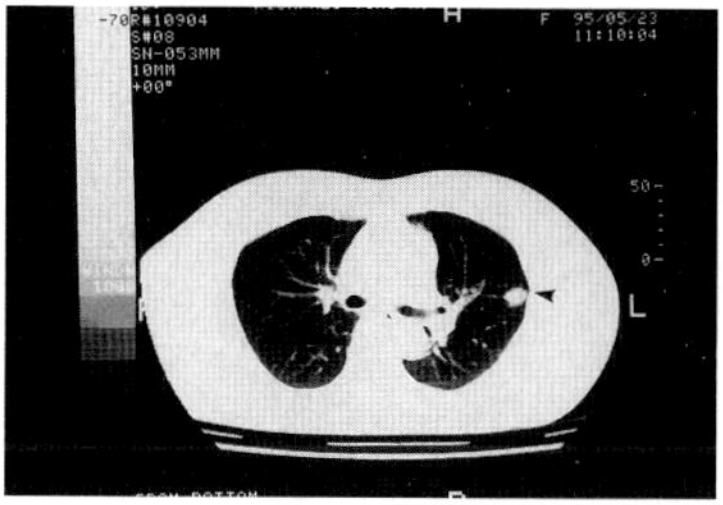

図A　1995年５月胸部CT。左肺野矢印に、径10×15ミリの類円形腫瘍性病変を認める。

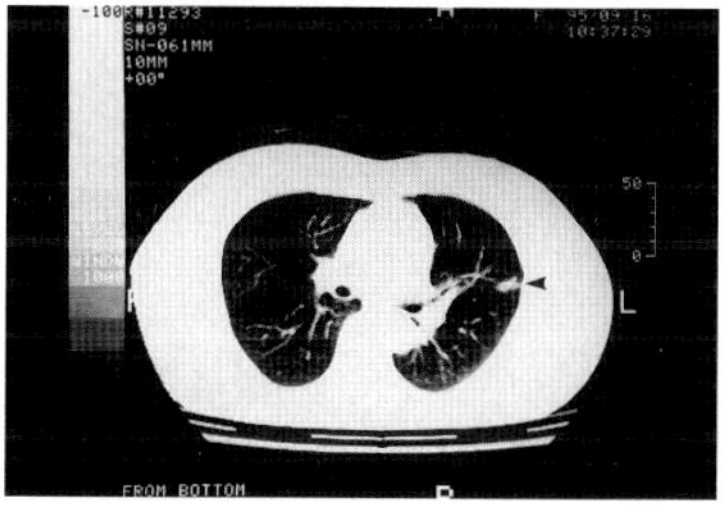

図B　1995年９月16日胸部CT。左肺野矢印に示す腫瘍は径６×10ミリに縮小している。

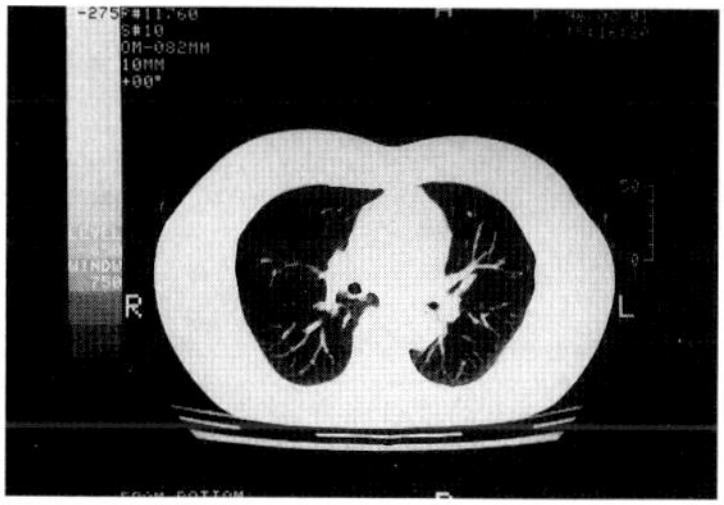

図C　1996年３月１日胸部CT。腫瘍陰影の消失を認める。

図１　症例１
〔人体科学９巻第１号掲載〕

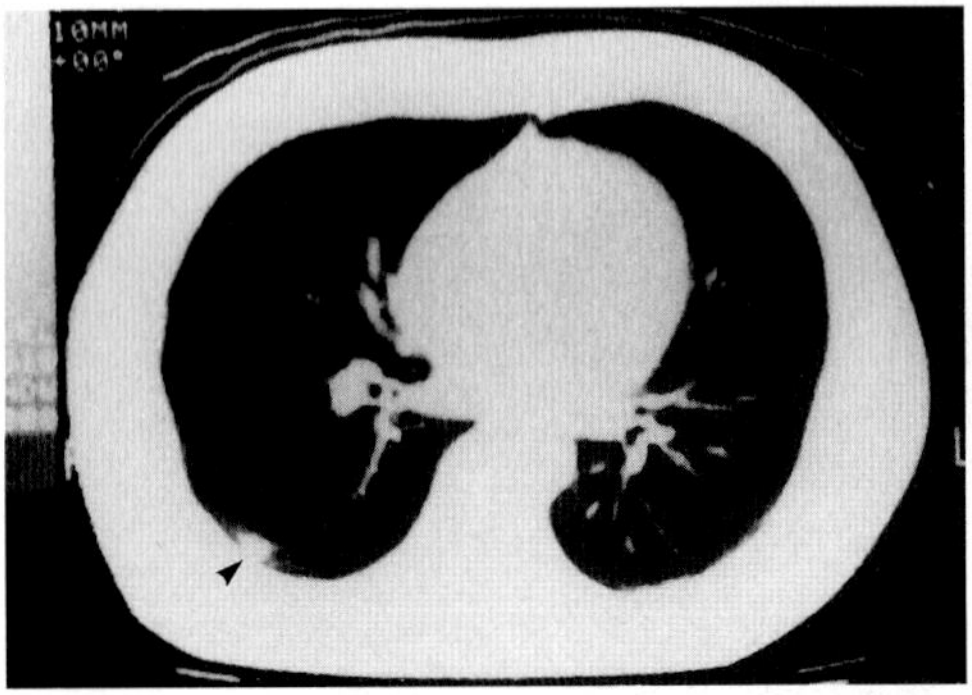

図A　1993年12月２日胸部CT。右肺S6領域矢印に径12×８ミリの胸膜と接する腫瘍を認める。

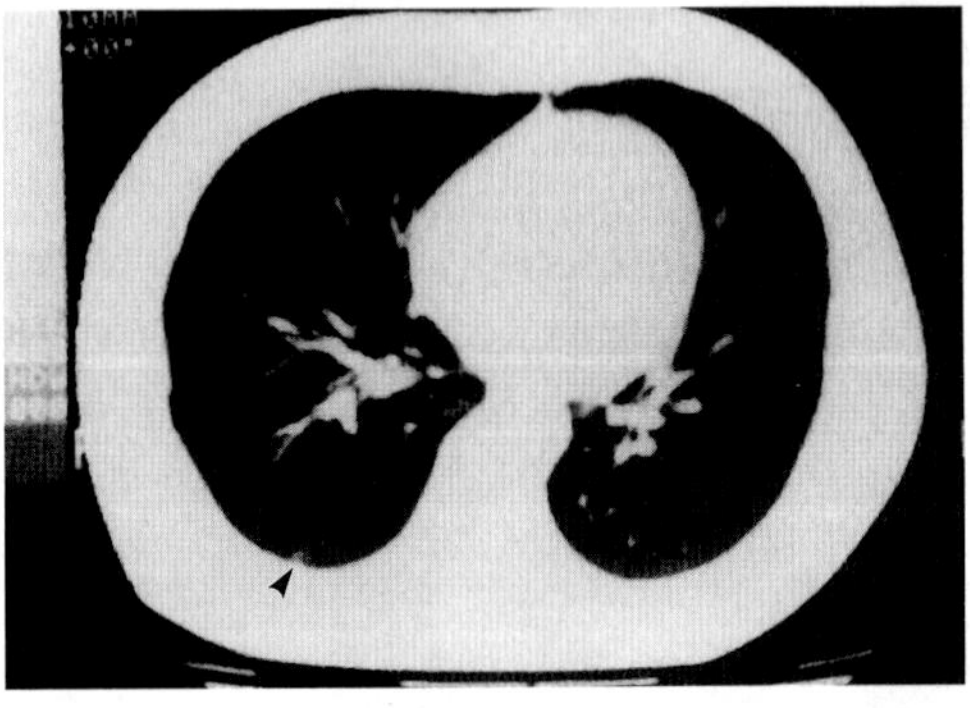

図B　1994年１月５日胸部CT。矢印に示す腫瘍は径５×５ミリに縮小している。

図２　症例２
〔人体科学９巻第１号掲載〕

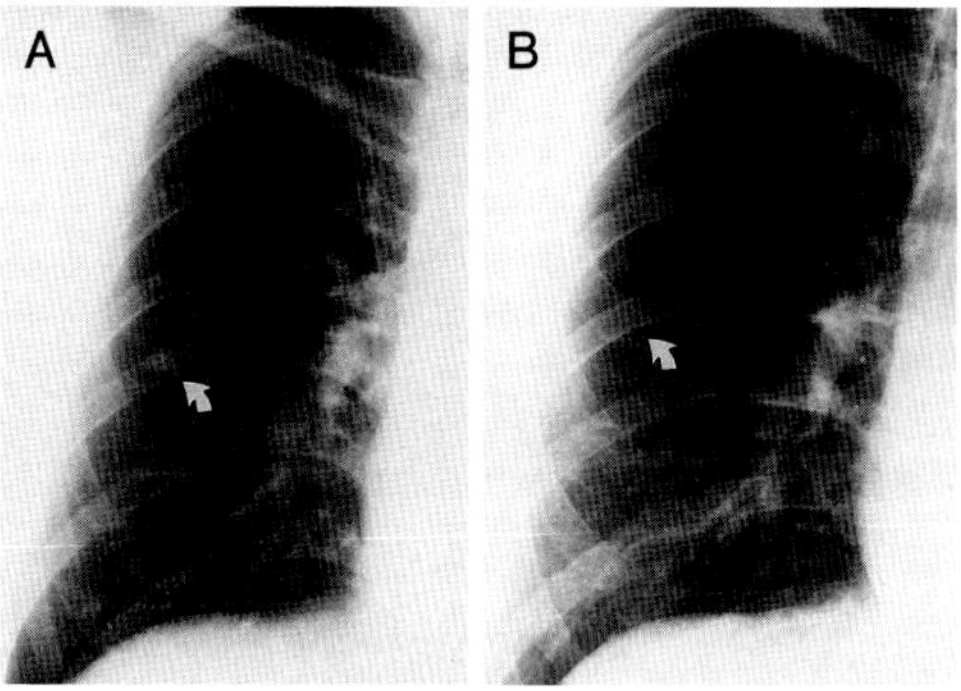

図3　症例3
A：治療前　B：治療後腫瘍陰影部は消失している。
〔人体科学4巻第1号掲載〕

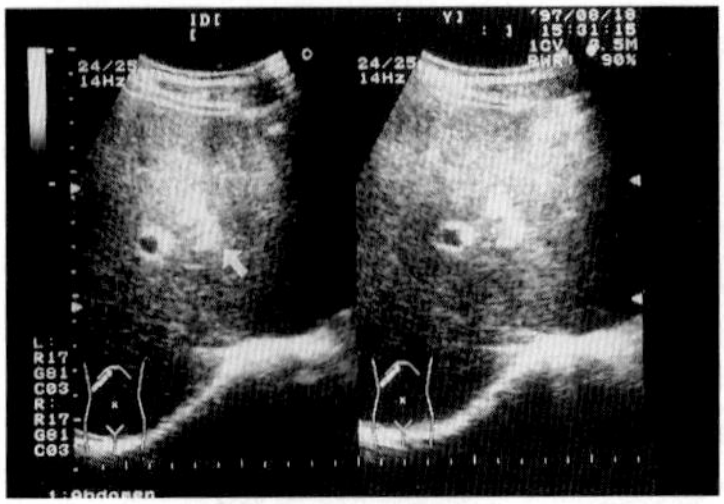

A　肝内腫瘤性病変の超音波映像、1997年８月18日

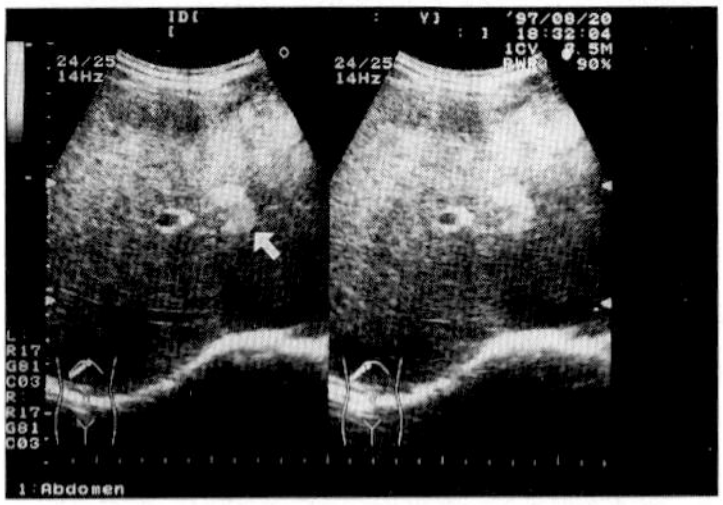

B　AST 治療後の肝内腫瘤性病変の超音波映像、1997年８月20日

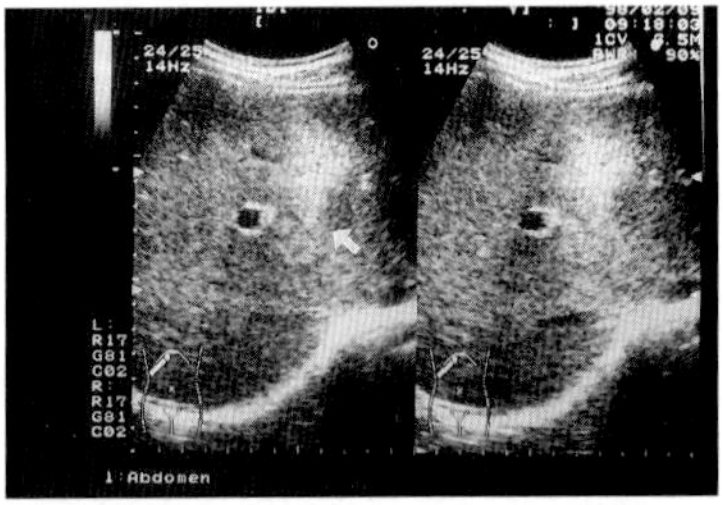

C　超音波映像　1998年２月

図４　症例４

Ａでは腫瘤陰影が認められたが、Ｂでは陰影がやや淡くなりＣでは消失している。

〔人体科学８巻第２号掲載〕

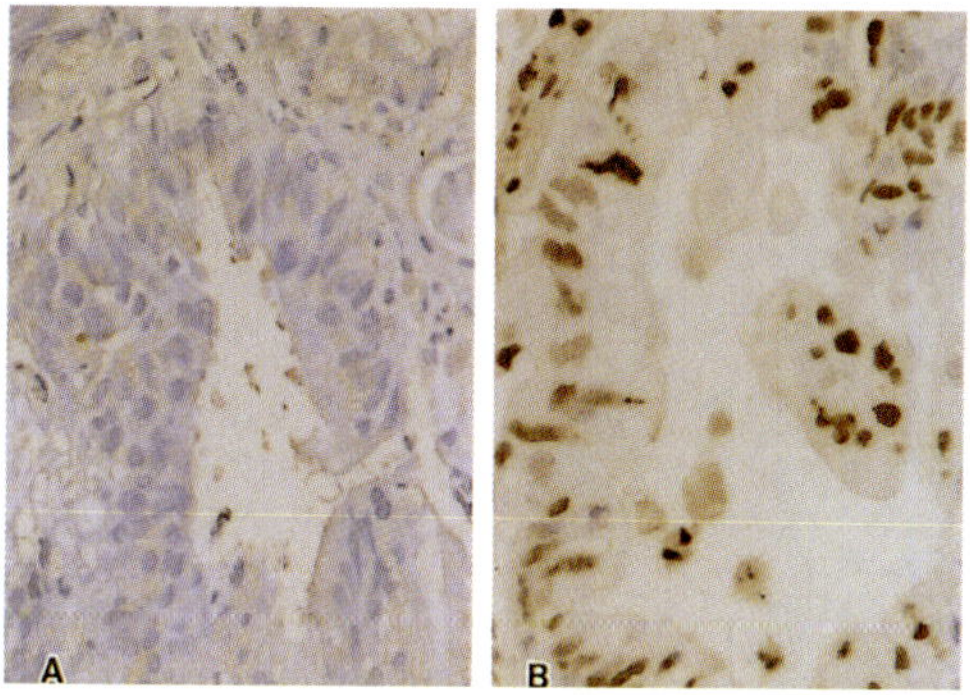

図５　アポトーシス細胞の検出。A：治療前、B：治療後
(A, B:TUNEL 法、X400)。断片化した DNA が細胞の核において検出される。その数は治療後 B において有意に増加が認められた。
〔人体科学11巻第１号掲載〕

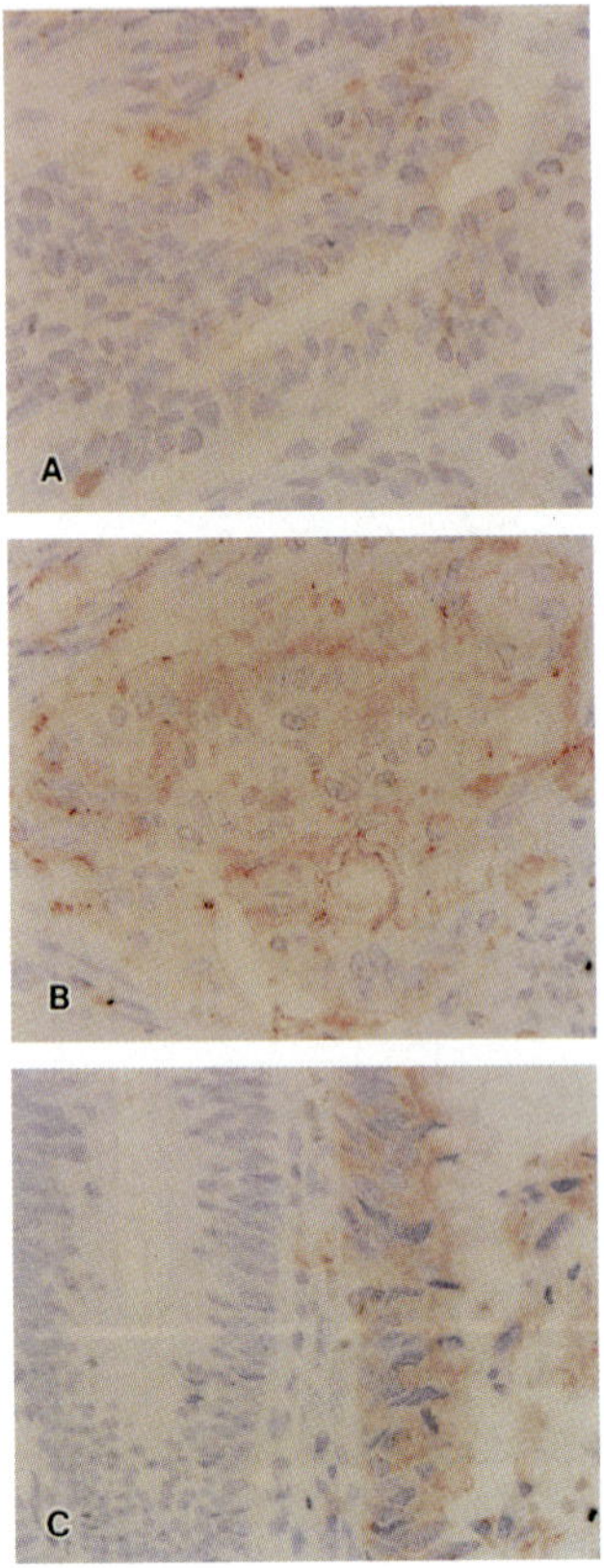

図 7　免疫組織化学による TGF-β RtypeⅠの発現。治療前（A: 中分化腺癌）、治療後（B: 中分化腺癌、C: 中分化腺癌と高分化腺癌の境界部）（免疫組織化学、X400）

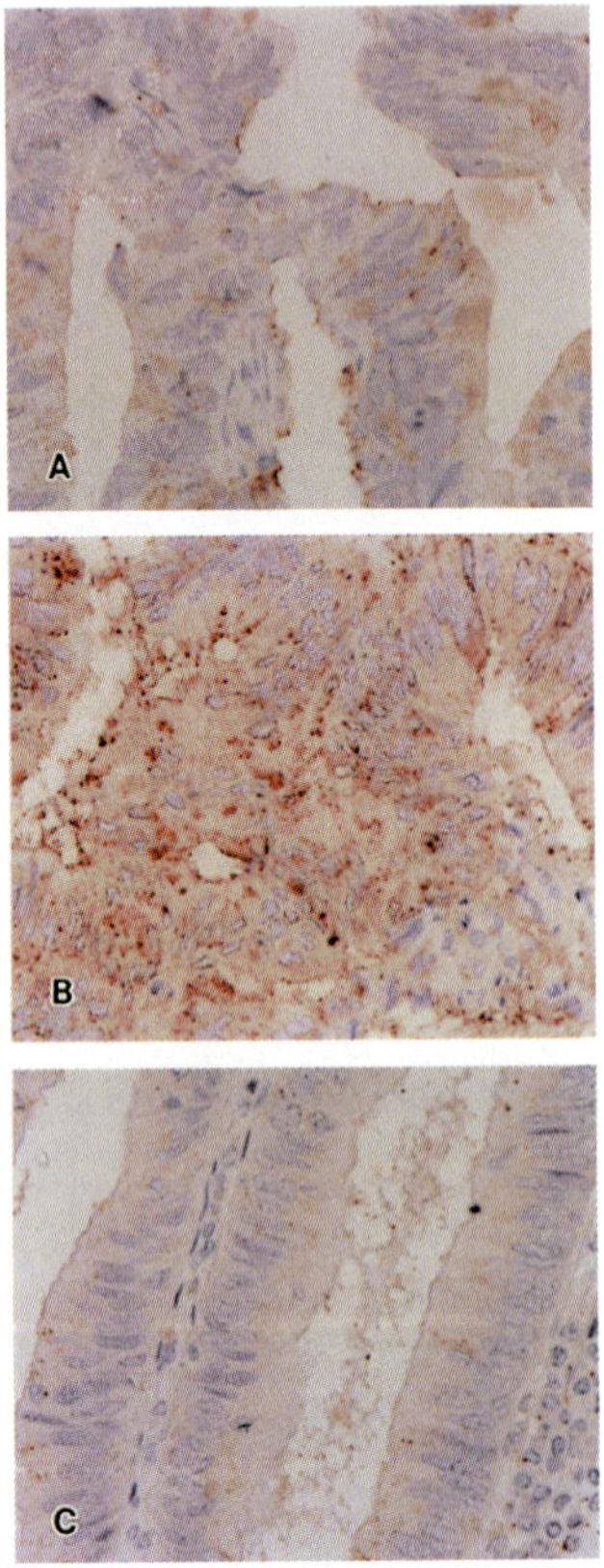

図 6　免疫組織化学による TGF-β RtypeⅠの発現。治療前（A: 中分化腺癌）、治療後（B: 中分化腺癌、C: 高分化腺癌）（免疫組織化学、X400）

〔人体科学11巻第 2 号掲載〕

第二章

ＡＳＴ気功とは

ＡＳＴ気功とはいかなるものか、どのような技術や技法があるのかをみていきます。治療体験集にも使われた技法をできる限り記載するようにしたので、実例を読む際の用語解説としても利用していただけたら幸いです。

ＡＳＴ気功とは

ＡＳＴ気功は、体内を気が巡ることにより、その巡った気によって病気治療を行います。いかに気を巡らせるのかが最大のポイントとなります。他の気功は自力による訓練をして気功をマスターしていきますが、ＡＳＴでは、何十年とかけて蓄積された人体に回る気（師匠の気）を、そのまま別の人間に移していくことで治療能力をつけていきます。これを伝授といいますが、伝授を行うと非常にマスターが早くなります。ただし、伝授されただけでいくら気が人体を回るようになっても、手から気を出す訓練を重ねなければ、気は人体を回っているだけに過ぎません。手から気を出す訓練である治療をすることで、人体を回っている気は治療の方向に向かうのです。

訓練により手から出るようになった治療の気は、プラスの電荷を帯びています。人体は、

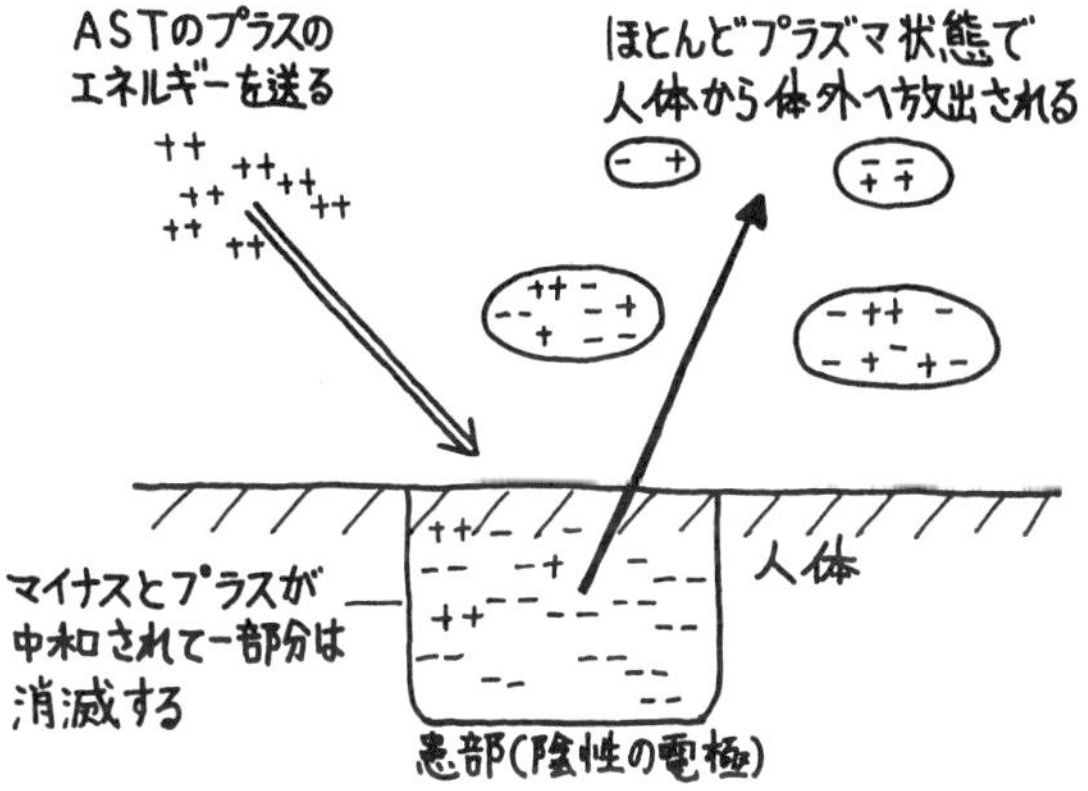
ASTのプラスの
エネルギーを送る
ほとんどプラズマ状態で
人体から体外へ放出される
人体
マイナスとプラスが
中和されて一部分は
消滅する
患部(陰性の電極)

もともと若干の電気を帯びているために、健康な体はプラス（陽性）の電荷を帯びていますが、患部はマイナス（陰性）の電場を作っています。手から出る治療の気が患部に入ると、電荷の法則に従いプラスの電荷に次第に引き寄せられて、患部を陽性に戻していきます。従って、ＡＳＴでは患部のマイナスの気を、気功師から発功するプラスの気で中和し、直接取り除いて病気を治癒させています。

ＡＳＴ気功の治療技法

人間の体は骨、血管、細胞から構成されており、病気はこれらのいずれかに由来します。このことからＡＳＴ気功は、人間の体の構成

ＡＳＴの技法

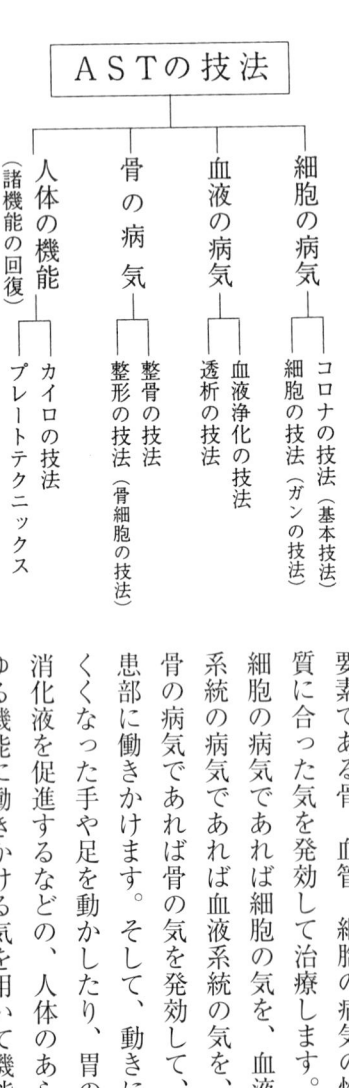

- 細胞の病気
  - コロナの技法（基本技法）
  - 細胞の技法（ガンの技法）
- 血液の病気
  - 血液浄化の技法
  - 透析の技法
- 骨の病気
  - 整骨の技法
  - 整形の技法（骨細胞の技法）
- 人体の機能（諸機能の回復）
  - カイロの技法
  - プレートテクニックス

要素である骨、血管、細胞の病気の性質に合った気を発効して治療します。細胞の病気であれば細胞の気を、血液系統の病気であれば血液系統の気を、骨の病気であれば骨の気を発効して、患部に働きかけます。そして、動きにくくなった手や足を動かしたり、胃の消化液を促進するなどの、人体のあらゆる機能に働きかける気を用いて機能の回復を図ります。

ＡＳＴ気功の治療の基本技法は、患部に対し、人体の外部と内部から気を送ります。患部の上部より直接気を送るコロナの技法と、人体の内部をとおって患部を治療するカイロの技法から成立しています。

１．基本的な技法

〔細胞の病気に対して〕

・コロナの技法（基本技法）

　患部の上部より直接気を送る、ＡＳＴ気功における最も基本となる技法です。どの病気の際にも常に使用される基本的技法です。

・細胞の技法（ガンの技法）

　腫瘍治療に欠かせない治療の気は、ガン細胞の技法と呼ばれる治療の気です。この気が患部に流れていくことでガン細胞そのものに直接作用します。

　腫瘍、水腫、大腸潰瘍、胃潰瘍などに使われます。ガンのサイズが大きい場合には、さらに〈剣の技法〉を使い、ガン細胞を壊します。

〔血液・血管の病気に対して〕

・血液浄化の技法

　血液そのものをきれいにする技法です。血液の免疫系はこの技法で治療します。

・透析の技法

　血液のコロイドに対して処置する技術です。血中タンパクによる弊害に対しての治療技法です。血液、血管の病気がある時は、これら２つの技法を同時に治療に使うことが多くあります。

〔骨の病気に対して〕
・整骨の技法
骨そのものを外部から大きな形で動かす、あるいは関与します。骨の歪みやズレは、この技法で治します。
・整形の技法
骨の内部に入り込んで、骨を治す技法。軟骨の変形や骨の治療は、この技法を使います。手術する人が多いヘルニアもこの技法で治します。

〔人体の諸機能回復に対して〕
・カイロの技法
病気で失われた機能を回復します。治療の気を頭部から人体の内部をとおり患部を治療します。特に痛みには効果が高いのですが、使用方法も多岐にわたり、機能回復だけにとどまらず、病状により、点、線、面、止め（絞り）、血流増加、筋力アップなどを使いわけます。
・プレート・テクニックス

より高度なカイロの技法といえる技術です。患者が同じ姿勢でしか使うことができないカイロの技法に対して、患者がどんな姿勢でも治療を受けられるのが、プレート・テクニックスです。

2．ガンの病気の時に使う主な技法

・剣の技法

剣の技法とは、気で作る剣によって、ガン細胞を壊していく技術です。

ガン細胞の中に気が入り込むための技術で、大きなガンに対処する場合は必ず使用します。

・止めの技法

剣の技法でガン細胞を壊した後に、そのガンを右回りでねじりながら絞り込んで小さくしていくために止めの技法を使います。

・火の技法

病院での投薬治療によって薬漬けとなったり、副作用が出ている場合に、薬による害を除去する方法です。特に抗ガン剤、人工透析をしている人、ステロイド系の点滴をした後などに使用して、薬害を体外に出します。

・アイスブレイク
患者を治療していると回復がそれ以上進展しないことがあります。この進展しない安定状態を壊すときにアイスブレイクを使います。慢性病に効果的です。
・追いの技法
疾患部を「追求」して治療する技法です。骨と関節に関する疾患に特に多く使用されます。
・白血球のカイロ
白血球のカイロは、白血球を活性化させて免疫機能を強化する働きをします。抗ガン剤の時などに使用します。
・連鎖法
精神的な疲労、ノイローゼ、躁鬱症、精神病の病気を治すときに使います。
・ＤＮＡの技法
細胞領域に働きかける気を使ってＤＮＡサイドから病気を治していきます。

第三章

ＡＳＴ気功によるガン治療

（1）ＡＳＴ気功で治療効果の高いガンとは
—肺ガン、悪性リンパ腫、大腸ガン、肝ガン、大腸多発ポリープからの発ガン、各転移ガン—

日本におけるガンの発症は、今から10年程前までは、ずっと胃ガンがトップでしたが、その後大腸ガンや肺ガンに移行しています。このように変遷してきますが、ガンを治す可能性が高い確率で存在するのがＡＳＴ気功です。

ＡＳＴでガンを治すためには、「ガン治療の3条件」が挙げられます。治すガンの大きさは30ミリ以内が基準です。治療師のレベルは3年以上、時間は２５０時間（６ヶ月）、そして毎日ＡＳＴの治療を続けること、これがひとつの基準となります。

30ミリ以内の大きさのガンであれば、仮に西洋医学でさじを投げられても、ＡＳＴ気功で助かる可能性が高くなります。ＡＳＴ気功で治療効果が高く、比較的治しやすいガンに、肺ガン、悪性リンパ腫、大腸ガン、肝ガン、大腸多発ポリープからの発ガン、各転移性ガンなどが挙げられます。

肺ガンは、ガン自体が小さくても重症にいたるケースが多いものですが、ガンのサイズが小さいため、ＡＳＴで治療した場合、助かる可能性が高くなります。サイズがだんだん

腫瘍縮小率と治療時間の関係

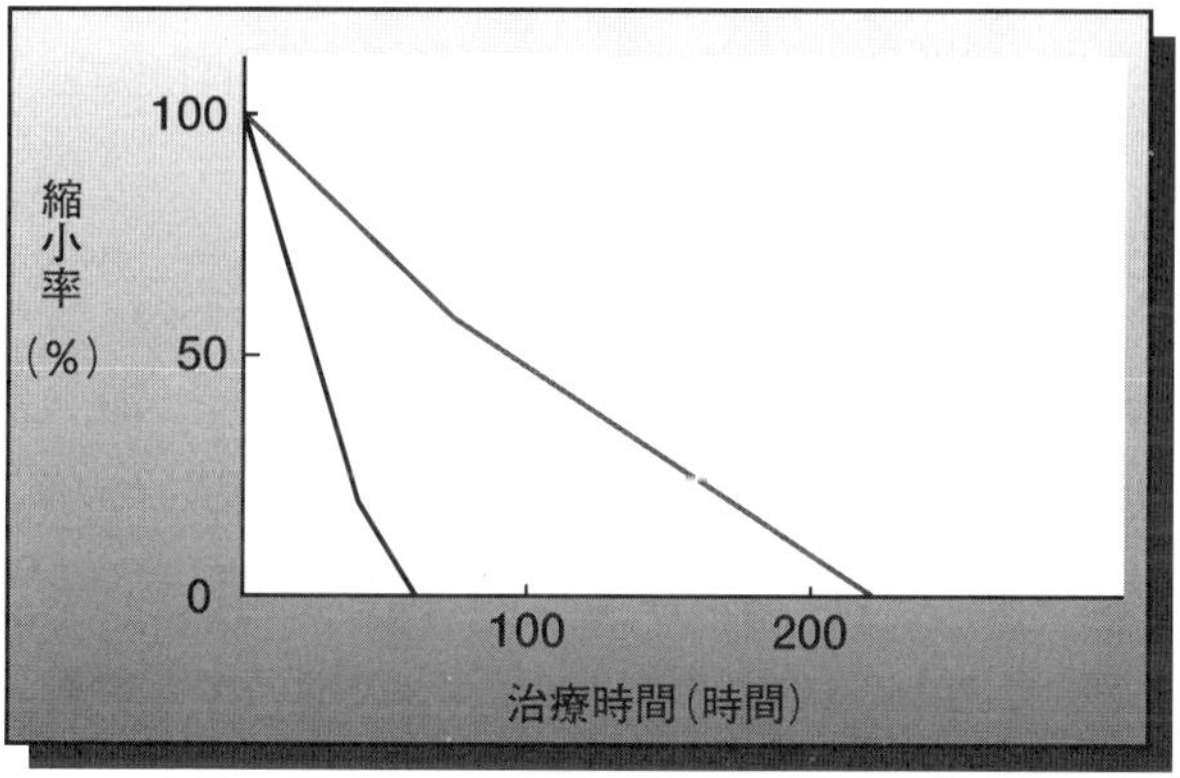

［「人体科学」, 1999年：第9巻, 第1号掲載］

ガン治療の三条件

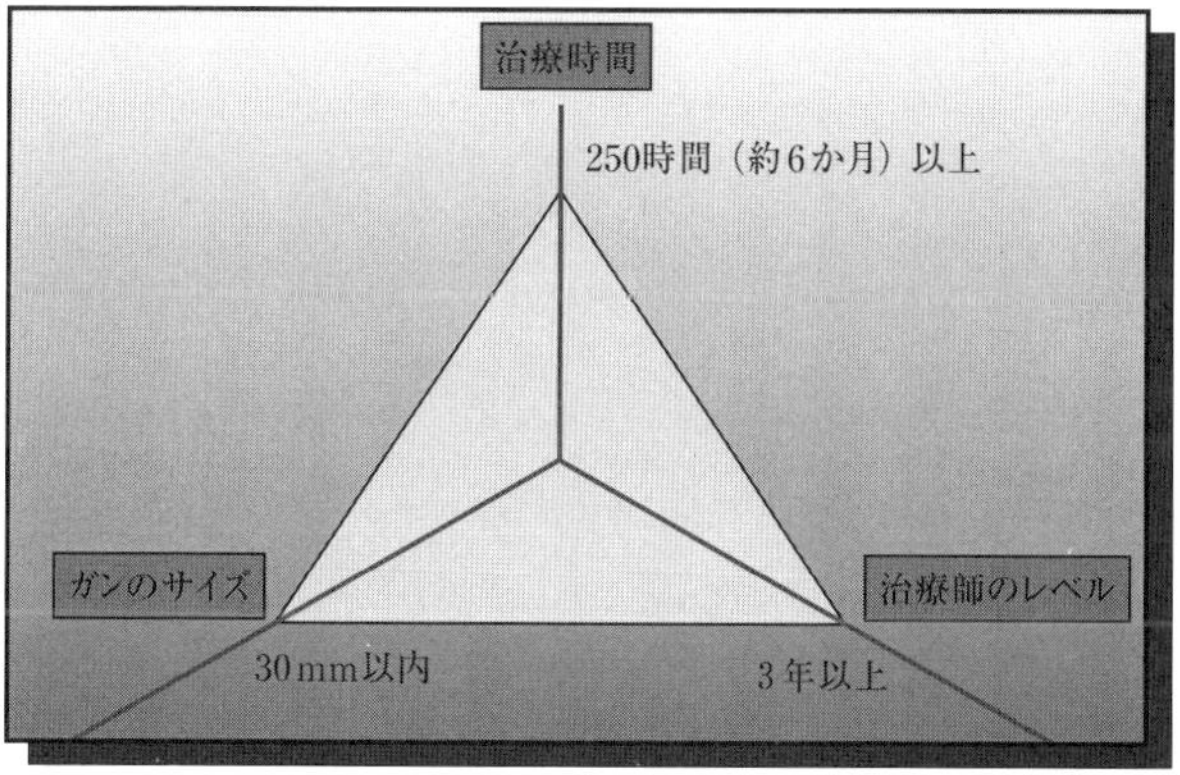

AST気功でガンを治すには, 治療時間が約 6 か月以上で, ガンの大きさは 30 ミリ以内, 治療師のレベルは 3 年以上であること. この 3 点が基準となる.

小さくなり消滅するといった治り方をします。

悪性リンパ腫は、全身のどこからでも発生しうる病気で、またリンパの流れにより転移も早く、多くの場合手術は困難です。西洋医学では主に化学療法（抗ガン剤による治療）により悪性リンパ腫をたたく方法がとられますが、薬剤や併用する放射線治療による副作用や身体、心のダメージは大きいものといえます。悪性リンパ腫はリンパ節の腫れで発見されることが多いのですが、他のガンに比して小さいうちに見つけられるために、ＡＳＴでは治りやすい傾向にあります。さらに、西洋医学の厳しい治療とＡＳＴとの併用による、治癒への相乗効果や副作用の減少には目を見張る効果があります。

大腸には多発するポリープ[注1]、ポリポージスというものがあります。またポリープからの発ガンとともに、現在は平坦でわずかな陥凹や平坦なポリープからの発ガンが大変問題となっています。これらもガンとしては小さく、ＡＳＴによる治療効果およびガン化の予防効果は高くなります。

肝臓は、肝炎や肝硬変を基盤に発生する原発性肝ガンと、他のガンからの転移性肝ガンがあります。ＡＳＴではいずれも治療対象で、５～10ミリのものは特に早い治癒をみています。さらにガンは転移するのが特徴ですが、ＡＳＴは転移ガンに対しても、５ミリから10ミリの１～４個のガンを治しています。

ＡＳＴで治療した場合、ガンが30ミリ以内であれば早期の効果を期待できます。しかし西洋医学で治癒不可能と判断された様々なガンでも、あきらめずＡＳＴでトライしてみることをお勧めします。

（注1）ポリープ：茎を持って外皮、粘膜、などの面に突出し、球状、だ円形、卵円形などの形をした腫瘤。ポリープができる病態のことをポリポージスとも言う。

（2）ＡＳＴ気功がガン治療に使う主な2つの技法

ＡＳＴ気功でガンを治療する場合に主な技法があります。

〈細胞の技法（ガンの技法）〉、〈剣の技術〉という2つの技術を使います。

〈細胞の技法〉は通称ガンの技法と呼ばれ、ガン細胞全体を治療するためのＡＳＴ気功の技術です。〈剣の技術〉はガン細胞の中に気が入り込み、ガン細胞を壊す技術です。ガン細胞を取ろうとするときには、「点の剣」と「線の剣」を十分に使い分けて行います。大きなガンや固形のガンに対処する場合は必ず使用します。

剣の技術は1点を１００回、２００回と気で切る方法で、硬い腫瘍を気で崩し、細胞の技法の気を深く腫瘍内に入り込ませて、そのマイナスの気を取り除くために必須のものです。「線の剣」では同じく縦横に線状の切れ目を入れながら破壊作業を行っていきます。

約10年前、ＡＳＴの効果が明らかになった臨床実験が大学病院で行われました。筋腫の腫瘍に対して、ガンの技法である〈剣〉の効果を手術で確認したというものです。剣の技術を使い縦横の線を格子状に作って子宮筋腫を治療していたところ、「筋腫が10センチもあり手術で取りたい」という患者の意向で手術に変更されました。ところが、筋腫の上にはＡＳＴの剣で切ったとおりの格子状に筋がつき破壊されており、結果的に剣の効果が判明しました。

（3）ＡＳＴ気功のガンの治り方

ＡＳＴの技術によってガンは、どのような経過をたどって改善され治癒していくのでしょうか。次の３つの典型的なタイプがあります。

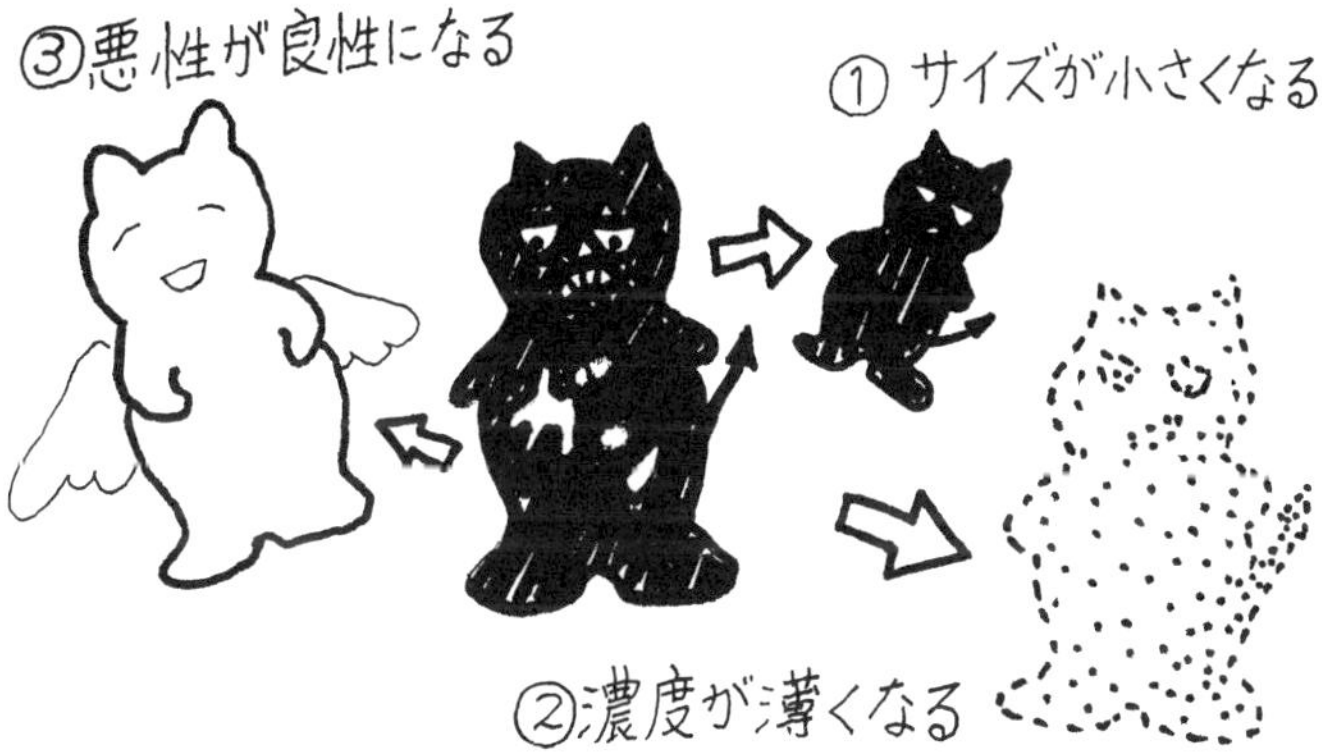
③悪性が良性になる
①サイズが小さくなる
②濃度が薄くなる

①サイズが小さくなる

ＡＳＴで治療を重ねるにしたがって、ガンのサイズは小→大→小→大→小という具合に、いったん大きくなった後、その前よりも小さくなるという膨化（ぼうか）をくり返しながら縮小。最終的にガンは消えます。

ＡＳＴ気功を受けるとガン組織はいったん膨張します。例えば、３センチのガンを毎日治療すると、３センチのガンは４センチに膨満して、その後３センチから２センチに減ります。さらに治療を続け、ふたたび大きくなったガンは、その前よりも小さくなり、やがて消えるという経過を辿ります。

従って、ＡＳＴ治療から３日以上あけて、ガンが小さくなったところでＸ線、ＣＴ、ＭＲＩの検査を受けるようにしてください。腫瘍マーカーはいつ受けてもかまいません。ＡＳＴの治療で効果が上がれば減少数値を示します。

②濃度が薄くなる

サイズは変化せず、ガンの濃度が薄くなって消滅します。Ｘ線画像でも、しだいにガンは薄くなり、やがては写らなくなります。これは肺ガンに多いタイプの治り方です。

③悪性だった腫瘍が良性に変化する。

肝臓に20ミリのガンが４つあった患者の例ですが、ＡＳＴ治療でガンは消滅していました。手術当日の段階では、病院側はガンが存在するという前提でＣＴ検査などをしないまま、手術を決行。開腹してみたところ、ガンはまったくなくゼリー状のものが残っていただけでした。肝臓ガンに多いタイプで、腫瘍が良性に変化した例です。

（４）ＡＳＴ気功は原発と転移、再発を考慮した治療をする

ＡＳＴにおけるガン治療は、原発性ガン（注1）と転移、再発ガンの予防を常に配慮して治療を行います。

ガンの転移再発の起こりやすい臓器は、肝臓、肺、脊髄、リンパ節などです。どんな臓器にガンができても、転移、再発の多くは決まった臓器に表れる特徴があります。なかには全く違う場所に転移、再発することもありますが、その確率は低くなります。転移、再発の法則通りに治療することが、多くの転移ガン、再発ガンを予防することにつながります。例えば、肝臓が原発の時は、肝臓を中心に治療を行い、続いて肺の転移、骨髄、骨、さらにリンパ節の転移・再発を考慮して治療を進めます。特に乳ガンは、そのあとの長期のケアを必ず忘れてはいけません。乳ガンの再発率は４割と高いからです。

浸潤は、ガンの原発を治療することで、その周囲も治療することになり、原発と同時に浸潤の治療を行うことになります。例えば、子宮ガンは、子宮を治療すると同時に、その周りの小腸や消化器への浸潤を考慮して治療します。その上で、肝転移、肺転移、脊髄転移、リンパ節転移をある程度想定して治療を進めます。

ガン治療は他の病気とは違い、常に転移再発に配慮した治療をする必要性があります。

（注1）原発性ガン：転移性ガンと区別してその臓器から発生したガンを表す。

（５）ＡＳＴ気功はどのようにガン治療を進めていくのか

ＡＳＴ気功にガン患者が来られた時、どのように治していくのでしょうか。

ＡＳＴ気功でガン治療を行う場合、３ヶ月を一つの基準にして進めます。３ヶ月間、毎日ＡＳＴ気功を続けて受けます。１ヶ月でＡＳＴ気功の効果がすぐにわかる場合はよいのですが、わからない場合も多いものです。３ヶ月というのはガンがどのような状態にあるのか、ＡＳＴ気功で治療効果が出ているのかが判明する期間でもあります。つまり、ＭＲＩの画像、腫瘍マーカー、ＣＴで明確に治療効果が出る時期に相当します。そして、その検査結果を基にＡＳＴ治療を十二分に検討します。ＭＲＩ、ＣＴ、腫瘍マーカーがどうなったか、今までの治療方法で良いのか、そして現在の患者の状態を検討します。一回一回検討するのは当然の義務ですが、３ヶ月たったとき、十二分な検討をなすべきです。そうでなければ、中には治療をすでに受けていても、どの治療技法をいつ使用するかというタイミングを逸する場合があるからです。

　患者にも３ヶ月を一つのステップとして自ら判断していただく良い機会です。ＡＳＴ治療で３ヶ月間の治療を進めた結果が良好であり、引き続き治療を受けたいという場合は、さらに３ヶ月間の治療を続けます。そして３ヶ月ごとにＡＳＴを受ける対応を考えていくことになります。

（６）抗ガン剤の副作用を取り除くＡＳＴ気功

ガン治療における薬剤や併用する放射線治療による副作用は吐き気、脱毛、頭痛、白血球の減少など、特に身体のダメージも大きいものであるといえます。ＡＳＴ気功では副作用に対応するのに〈火の技法〉と〈白血球のカイロ〉という技法を使い対応します。病院の治療とＡＳＴ気功を併用するのが基本であり、ＡＳＴ気功を受けながら抗ガン剤を行うということは、副作用を２分の１、あるいは３分の１位に減らすことが可能となります。〈火の技法〉は、強い薬剤を使用する時の薬害を取り除きます。また放射線治療による間も〈火の技法〉を十分に駆使して、ある程度の副作用を和らげて患者の苦痛を取ります。病院の治療と併用することで、さらに治療効果が増します。

ＡＳＴ気功の〈白血球のカイロ〉は、白血球を活性化・正常化させる働きをします。放射線治療はガンを叩くと同時に、正常な白血球にも作用してしまいます。抗ガン剤の副作用により、白血球の数が４０００以下に低下して体の抵抗力が落ちるということがあります。ＡＳＴの白血球カイロは、白血球を活性化させて免疫機能を強化していきます。

（７）体力増強のためのＡＳＴ気功

患者に病気に打ち勝つための体力があるかどうかを常に考慮する必要があります。ＡＳＴ気功で患者に体力をつけさせる最良の方法は、肺を治療することです。

通常の人でも１日の疲れには、仕事を終えてから肺を治療すると取れます。また、肺以外に、太陽神経そうという全身のバランスを保つ場所（脾臓の位置）を治療することでも、疲れを取り除きます。太陽神経そうの１点をＡＳＴのコロナの技法で治療すると体の全体的なバランスがとれて、それが疲れを取るのに直結します。

さらに頭を治療すると、頭がすっきりとして神経性の疲労が取れます。リラクゼーションの効果も一段と高まります。

疲労が激しい場合は肺、太陽神経そう、さらに頭を治療して取リ除きます。

（8）ＡＳＴ気功が苦手とするガンは、西洋医学との相乗効果で治す

ＡＳＴが最も苦手とするのは、最初に発見された段階で一定の大きさのあるガンです。重症に至るような大腸ガンなどは、発見されたときにすでにかなりの大きさがあります。50ミリ、60ミリの大きさで見つかる場合があり、ＡＳＴでガンを治す基準（30ミリ以内）の約2倍近くにもなります。ガンそのものに大きさがあり病巣にエネルギーがあるために、ＡＳＴ気功でガンを治す速度が追いつかず、進行の方が早くなるといったガンです。肝ガンのように数多く、しかも大きく出てしまった場合にも難しいと言えます。

すでに大きくなっているガンに対しては外科手術で切り取り、それ以外の小さいガンをＡＳＴで治療するといった方法を取ります。抗ガン剤が効くのであれば西洋医学とＡＳＴを併用して治療に当たり、相乗効果が出るように対処するのが望ましいでしょう。常にＡＳＴと西洋医学を併用してガンを治していくべきであるというのが、ＡＳＴの考え方です。

ＡＳＴ気功によるガン治療体験集

ＡＳＴ気功によるガン治療の中から取材協力を得た実例を紹介します。なお、文中の患者名はプライバシー保護のため仮名に、治療師は基本的に実名で載せています。掲載の数値、影像データはすべて病院で行われた検査によるものです。

1
〔肺ガン〕（1999年学会誌掲載）

1年間続く咳と体のだるさ。ＣＴ検査で左肺にガンが発見される。治療をＡＳＴ気功のみに絞り、1年後にはガンは消滅。再発もなし。

●中田初美さん（59歳・仮名）

●治療担当　小島和徳（木更津東邦病院ＡＳＴクリニック）

咳が止まらず、体もだるい。特に咳は1年以上も続いている。「もしかしたら、結核かもしれない……」。今から9年前、体の不調を感じた中田初美さんは、病院でＣＴ検査を受けた。その結果、左の肺に10ミリ×15ミリのガンが見つかった（写真１）。

こうした結果が出た場合、さらに気管支鏡や生検などを行い、治療として手術も行うのが一般的だが、中田さんはそれを望まなかった。

「やはり、体に負担がかかりますしね。以前からＡＳＴ気功を知っておりまして、治療を受けたこともありましたから、ＡＳＴ気功の治療だけを希望しました」。

実は、中田さんは16年前に重症のリウマチを患い、一時は寝たきりの状態だった。それが、ＡＳＴ気功の治療によって完治した経験をもっていた。「ＡＳＴ気功がなかったら、この時、すでにこの世にいなかったでしょうね」と語る中田さん。ＡＳＴ気功への信頼は絶大だったのだ。

ところで、中田さんの夫は有名私大系病院の院長で、同時にＡＳＴ気功の研修を14年間も受け、医師であるとともにＡＳＴ気功にも精通していた。治療の勉強のみならず、自身も体調を整えるためにＡＳＴ気功の治療を定期的に受けていた。そうした背景もあり、家族であり医師である夫もＡＳＴ気功による治療に全面的に賛成してくれたのだった。

ＡＳＴ気功治療はほぼ毎日、１年間行われた。「月平均で25日ぐらいでしょうか。（治療師の）鈴木先生が地方の研修会に出かけられた先まで追いかけていって（笑）、治療をお願いしたこともあります」。

治療した個所は肺で、使用した技法は剣の技法が中心だった。ＡＳＴ気功の治療を受けるにしたがって、咳が少しずつではあるが止まるようになってきた。体のだるさもしだいに軽くなってきた。

ガンと診断されてから半年後、中田さんは病院でＣＴ検査を受けた。その結果、ガン細胞は6ミリ×10ミリで、縮小していることがわかった（写真2）。

そして、診断から1年後、再びＣＴ検査を行ったところ、影像上で腫瘍は発見できなかった。ガンは肺から消えていたのである。「普通、ガンが治ったとしても、ＣＴやＸ線の写真上では、うっすらと影が残るそうなんです。でも、影も痕跡もありませんでした。本当にあとかたもなかったんですよ」（写真3）。

肺ガンであることが判明してからの治療と言えば、ＡＳＴ気功のみである。ＡＳＴ気功がガンに治療効果を発揮したことは明らかである。

病院での良好な検査結果を受けて、その後、ＡＳＴ気功による治療は、週1回〜2回に減らした。現在までに、ガンの再発や体の変化がおこることもなく、健康的な日常生活を送っている。咳も体のだるさも解消した。

肺ガンの消失経過

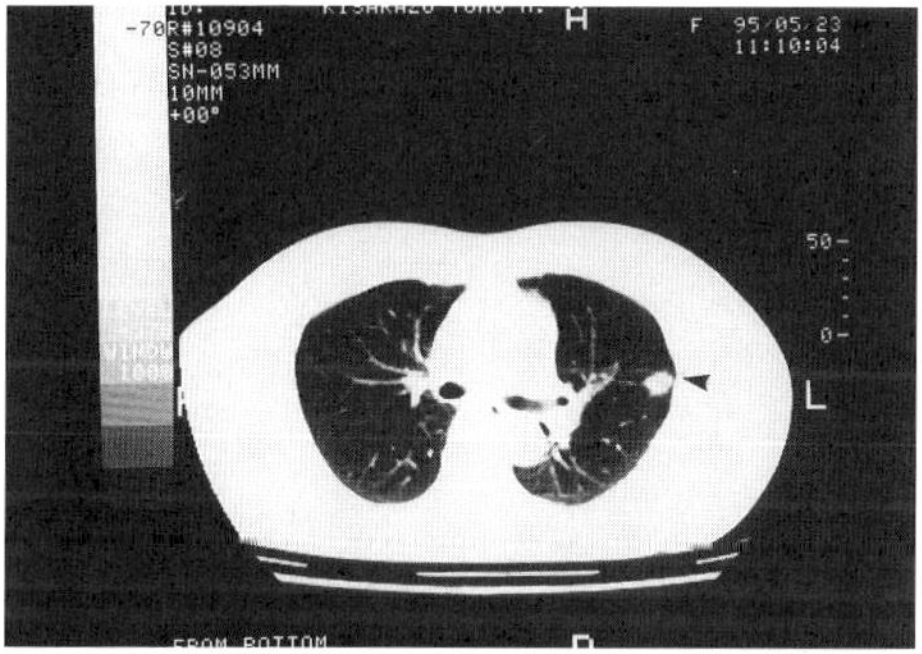

写真１　1995年５月胸部CT。左肺野矢印に、径10×15mmの類円形腫瘍性病変を認める。

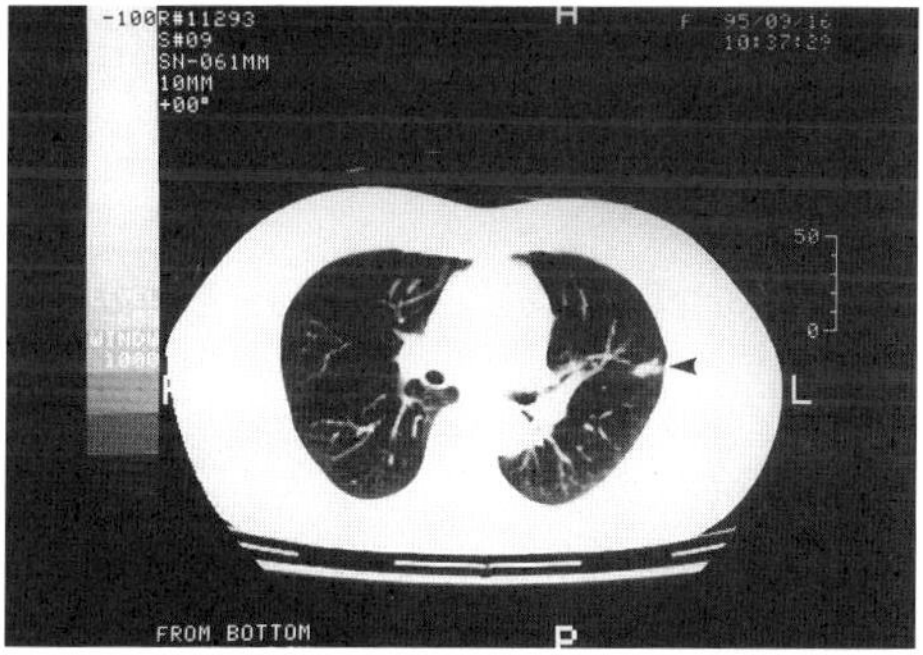

写真２　1995年９月16日胸部CT。矢印に示す腫瘍は径６×10mmに縮小。

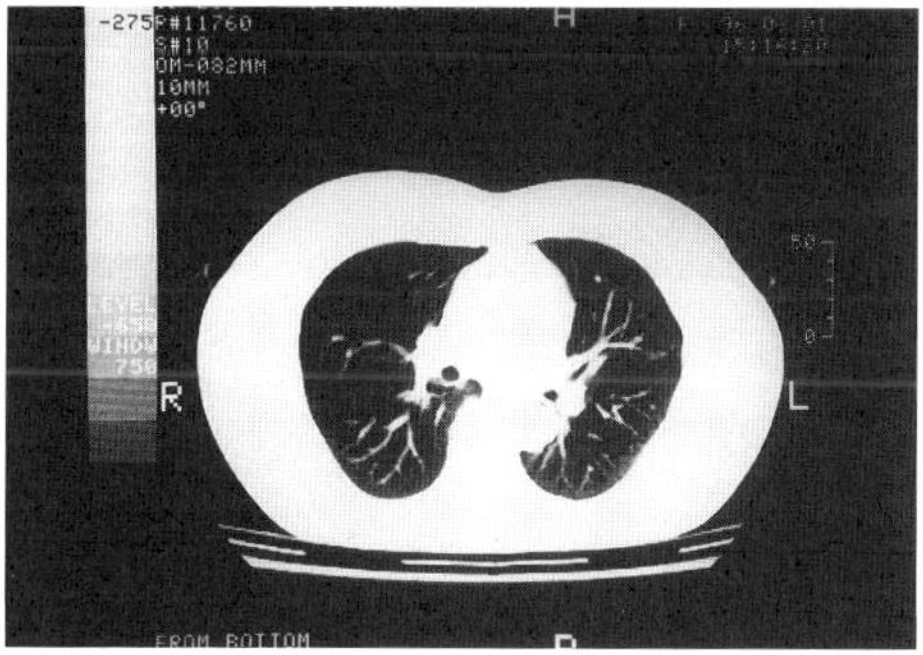

写真３　1996年３月１日胸部CT。腫瘍陰影の消失を認める。

〔人体科学、1999年：第９巻第１号掲載〕

「ＡＳＴ気功は本当に素晴らしい治療法です。リウマチの時も、肺ガンになった時もＡＳＴ気功に命を助けてもらいました」と、中田さん。

ＡＳＴ気功をさらに知り、身近に接することで健康づくりをしたいとの考えから、現在では中田さん自身がＡＳＴ気功の研修会に参加している。

2

〔肺ガン〕（１９９５・１９９９年学会誌掲載）

職場の検診で肺ガンが判明。すぐにＡＳＴ気功治療を開始し、２ヶ月半後に完治。現在まで再発することもなく、健康な毎日を過ごす。

●大崎則夫さん（51歳・仮名）

●治療担当　鈴木真明（St.コロンビア大学）

千葉県在住の大崎則夫さんは、これまで特に大きな病気をしたこともなく、自分ではいたって健康だと感じていた。毎日、タバコを20本程度吸い、晩酌に日本酒１～２合を飲む

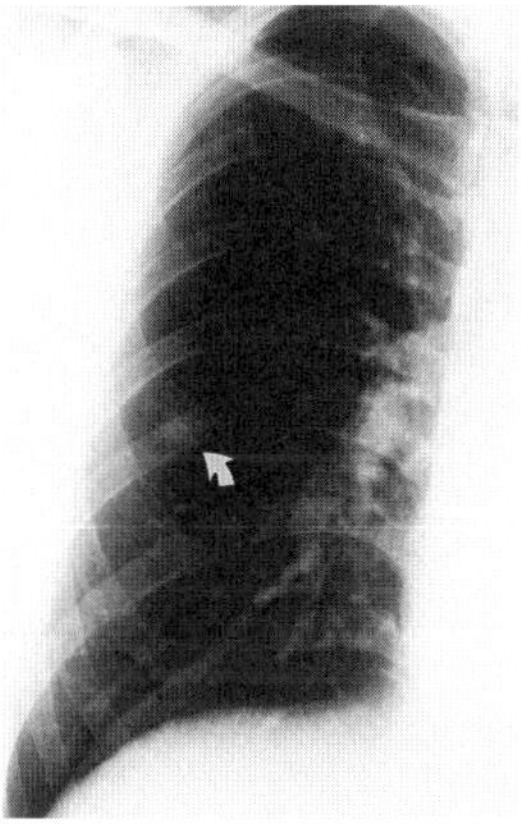

写真１　1993年11月15日　胸部断層撮影　矢印に径10mm大の類円形腫瘍陰影を認める。

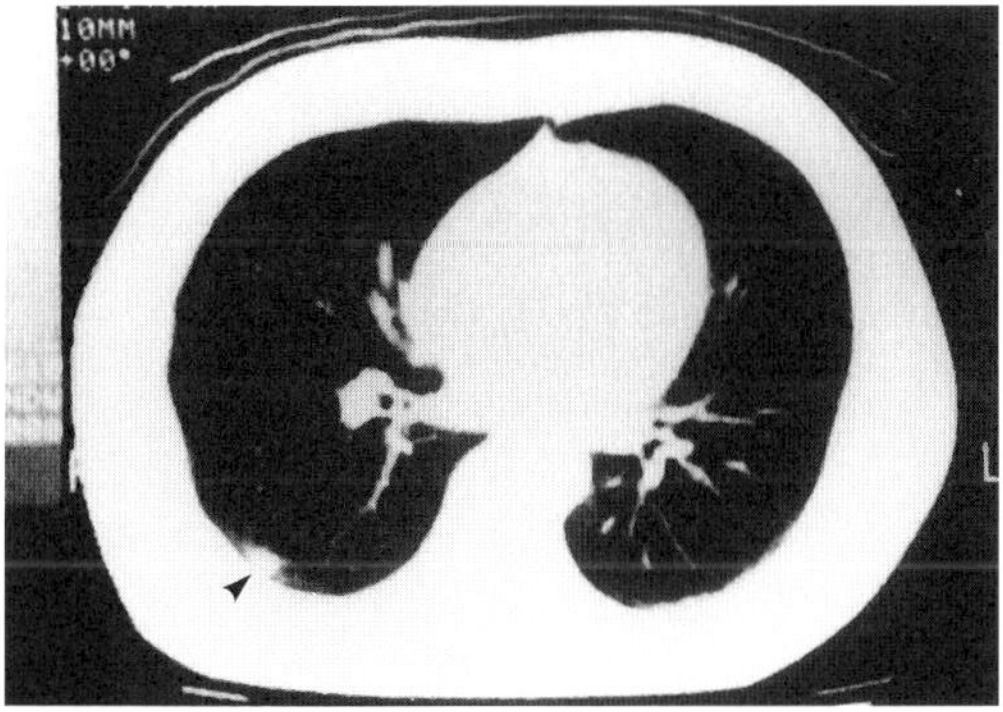

写真２　1993年12月２日胸部CT写真
右肺S6領域矢印に径12×８mmの胸膜と接する腫瘍を認める

という習慣を20年近く続けていたが、これらも嗜好品としてはごく一般的な量である。

体の様子が何となくおかしいと感じたのは平成4年の1月ごろからである。食欲はあるものの、少しずつ体重が減少する。顔色がすぐれない。7月には、全身の倦怠感が強くなった。10月になると、首から右前腕部にかけての脱力感を自覚するようになる。翌年の3月には体重減少がさらに著しくなった。やはり食欲はあるが、顔色は良くない。7月、脱力感はさらに強くなり、ときどき右胸が痛むようになった。

そして、同年11月に行われた職場の検診で異常が発見された。胸部X線撮影で右肺に陰影があったのである。しかし、この段階では、発熱、咳、痰などの感冒のような症状はまったくなかった（写真1）。

X線撮影の結果を受けて、大崎さんは肺のトモグラフィ（断層撮影）も行った。それによると、右肺に陰影が認められ、さらに行われた気管支鏡の検査により、腫瘍のあることが判明した。肺ガンである。大きさは12×8ミリであった（写真2）。

さらに、やっかいなことに腫瘍は抹消部にあった。そのため、気管支鏡が正確に腫瘍をとらえていないことも考えられ、針生検も行うことになった。この時は年末も近く、病院も冬休みになる時期だったため、針生検は年明けの1月になってからすぐに行われることになった。

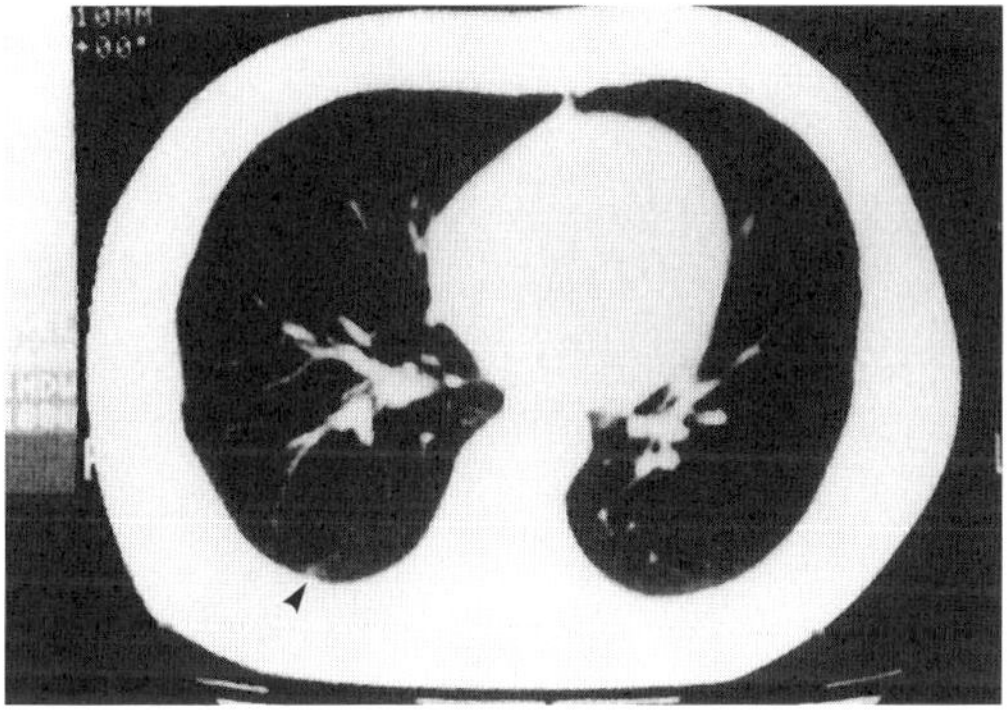

写真３　1994年１月５日胸部CT写真
矢印に示す腫瘍は径５×５mmに縮小している。その後1994年２月５日には完全に消失した。

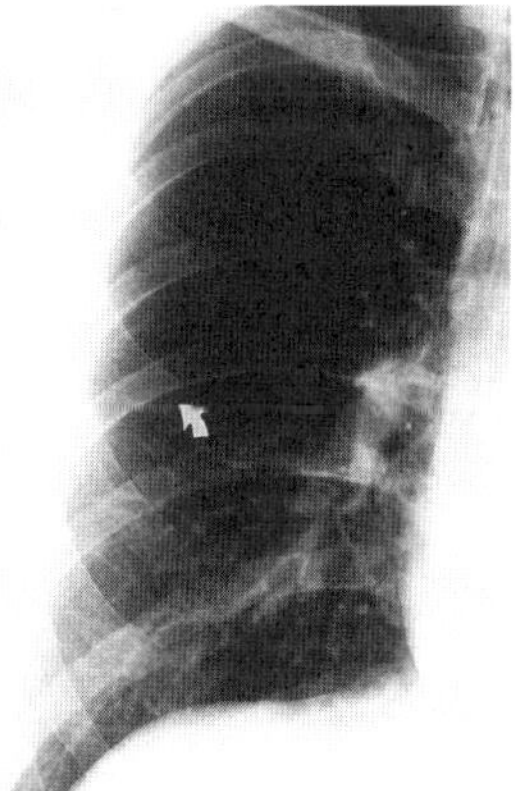

写真４　1994年２月５日　胸部断層写真　腫瘍陰影の消失を認める。

〔「人体科学」1999年：第９巻第１号掲載〕

肺ガンとわかってから、大崎さんはみずから希望してＡＳＴ気功の治療を受けた。知人がＡＳＴ気功の治療師であり、多くの病気を治した実績があるのを知っていたことが受診した大きな理由である。また、12ミリという腫瘍の大きさは手術が必要な段階であるが、ガン細胞を縮小させ、消失させることができるＡＳＴ気功でなんとかしたいと考えたのである。

ＡＳＴ気功の治療は12月5日にスタートした。ほぼ3日に1回のペースだが、毎日治療を受けた時期もあった。治療を行った場所は肺で、コロナ、剣、ガン、血液浄化の各技法が使われた。

治療を始めてから3週間ほどが経過すると、胸の痛みが消え、顔色もしだいに良くなっていった。全身の脱力感もなくなった。12月29日に撮影したトモグラフィでは、腫瘍が縮小傾向にあることがわかった。さらに、経過観察のために行われた年明け1月5日のＣＴ撮影では、腫瘍が5ミリ縮小していることが判明（写真3）。1月中に予定されていた針生検は大崎さんの都合で延期することになった。

2月5日、東京の大学付属病院で胸部断層撮影が行われたが、陰影はまったく確認されず、腫瘍は完全に消失していた（写真4）。そのため、前々から予定されていた針生検は中止となった。肺ガンであることが判明してから2ヵ月半。この間、大崎さんは手術や投薬による治療はまったく施さず、ＡＳＴ気功の治療だけを受けてきた。腫瘍が消えたのは、ＡＳＴ気功の効果によるものに他ならない。

腫瘍が消失した後は、ＡＳＴ気功治療を受ける回数も減っているが、ガンが再発することはなく、健康な毎日を過ごしている。毎年行われる職場の検診でも、異常はまったくない。

3 〔食道腫瘍〕

一週間後に流動食になると宣告された食道腫瘍が8ヵ月後にＡＳＴ気功の治療で消える！

●小池芳子さん（41歳・仮名）

●治療担当　福島県・須田利昭（ＡＳＴスダ気功クリニック）

平成13年の夏頃、小池芳子さんは腹部が異常に張ったような状態が続いていることに気

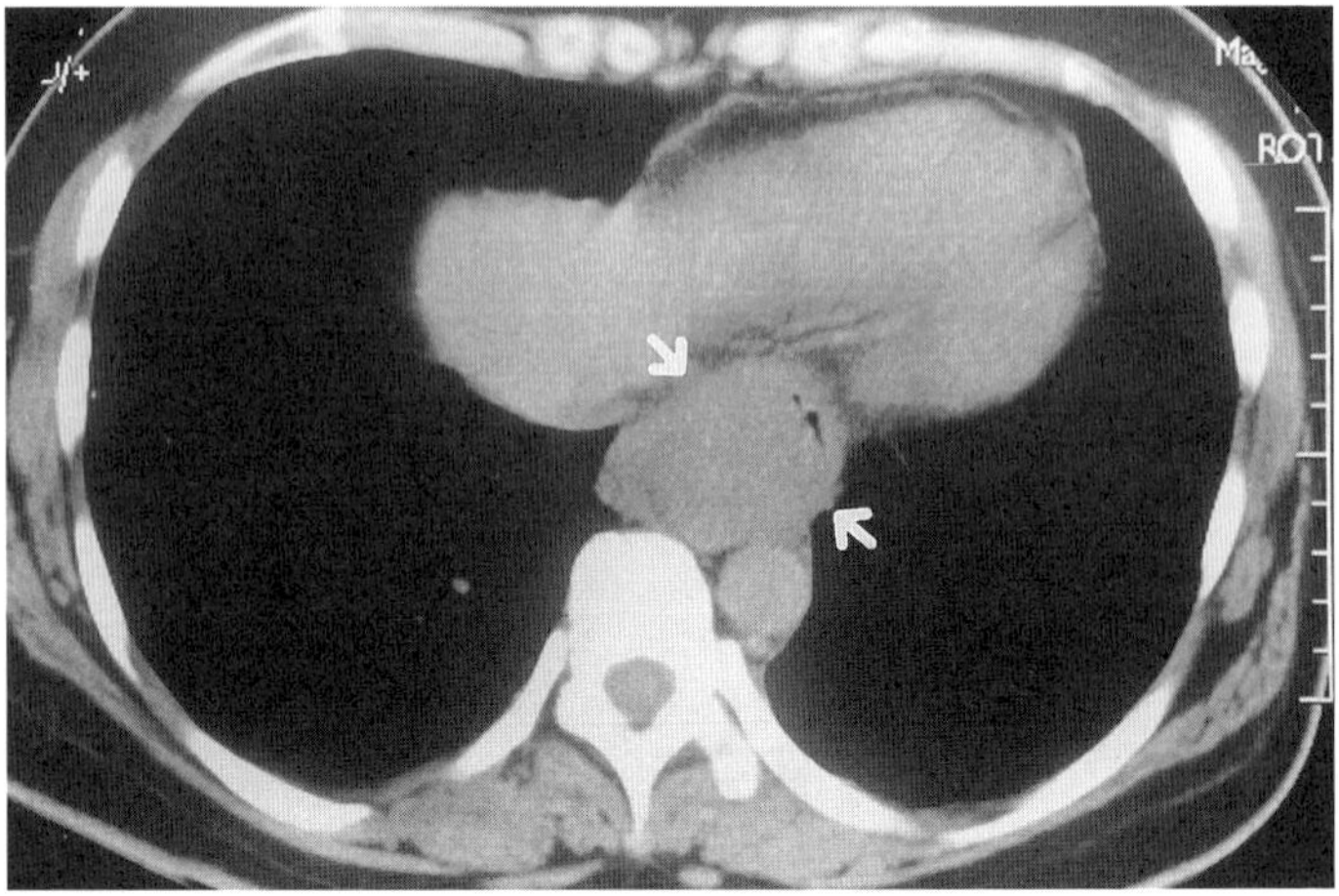

下部食道の内腔を占める大きな腫瘍と狭くなった内腔の一部が認められる

付き、病院の産婦人科を受診したところ、腹水が発見された。さらに精密検査を受けた結果、両側の卵巣ガンと診断された。その時すでに卵巣ガンは、近くの臓器のS状結腸と子宮にまで浸潤しており、最終ステージまで進行していた。

また、同じ頃、小池さんは食事などで飲み込みをすると必ず胸につかえ感を感じていた。食べ物の種類によってはときどきせきこんだりすることもあった。小池さんが担当医のすすめで内視鏡検査を受けると、胸のつかえは食道を取り囲むようにしてできている食道腫瘍が原因であることが判った。しかも担当医からは、もう一週間もすればその腫瘍で食べ物が通らず、流動食になるだろうと宣告されたのだった。

すっかり打ちひしがれてしまった小池さんの姿をみて、非常に心配した叔母である斎藤さんはＡＳＴ気功を一度受けてみないかと小池さんにすすめてみた。実は斎藤さんには、もしかして小池さんの病気はＡＳＴ気功で良くなるかもしれないという思いがあったからである。というのも、斎藤さん自身、常に苦しめられてきた、頭と頚部を締め付けられるような原因不明の痛みが、ＡＳＴ気功ですっかり解放されたからである。

小池さんは、叔母の斎藤さんがそんなに良いというのなら、とりあえず試しに受けてみようと考え、斎藤さんを治療した須田気功師のクリニックのもとを訪れた。そして小池さんは1時間のＡＳＴ気功治療を受けた。その夜、小池さんは自分でも驚くほどぐっすりと眠ることができた。また、その翌日は気持ちがすっかり落ち着きを取り戻している自分に気がついた。

小池さんは卵巣ガンと診断されて以来、毎日が不安で、不安でたまらない日々を過ごしていた。もちろん夜も眠るどころではなかった。それなのに1回のＡＳＴ気功治療でこんなに体も気持ちも楽になれるなら、もしかして希望が持てるかもしれないと、すぐに須田気功師にＡＳＴ気功治療をお願いすることにした。

3日後には両側のすべての卵巣、一部のＳ状結腸と子宮の部分切除の手術に入った。手術後小池さんの容態が安定した後、ＡＳＴ治療が病院で隔日に行われた。

手術後、卵巣ガンに対して抗ガン剤投与が始まった。卵巣ガンの進行が著しかったため、その治療が優先されることになり、食道のつかえ感の原因である食道腫瘍の治療については、病院では経過観察となっていた。

そこでＡＳＴ気功治療は、手術後の全身状態の回復を図りながら、卵巣の周囲の臓器へと浸潤したガン治療と抗ガン剤投与による副作用を抑えることに対して行われた。

食道腫瘍に対しては、ＡＳＴ気功だけの治療で取り組むことになった。

気功師は須田気功師と他２名でローテーションを組んで行うことになった。第１回目の手術後２ヶ月間は隔日に行われ、１回の治療は90分であった。その後２ヶ月間は週に２回、それ以降は週１回から２回が半年間続けられた。治療内容は、卵巣ガンの浸潤部に対して、主にコロナの技法とガンの技法を用いた。また食道腫瘍に対しては、剣の技法や止めの技法を用いて腫瘍を壊して小さくしていく治療を行った。抗ガン剤の副作用に対しては、薬害を消す作用がある火の技法を使った。この技法は特に抗ガン剤の薬害によって損傷を受けやすい小腸内壁や肝臓、腎臓に対して、また背骨や骨盤における骨髄抑制による白血球減少を防ぐ目的で用いた。

化学療法は１ヵ月に１回、５日間の抗ガン剤投与が５ヵ月間続いた。その５ヵ月間は、抗ガン剤の副作用の特有な吐き気、脱毛、頭痛などで小池さんは悩まされた。しかし不思

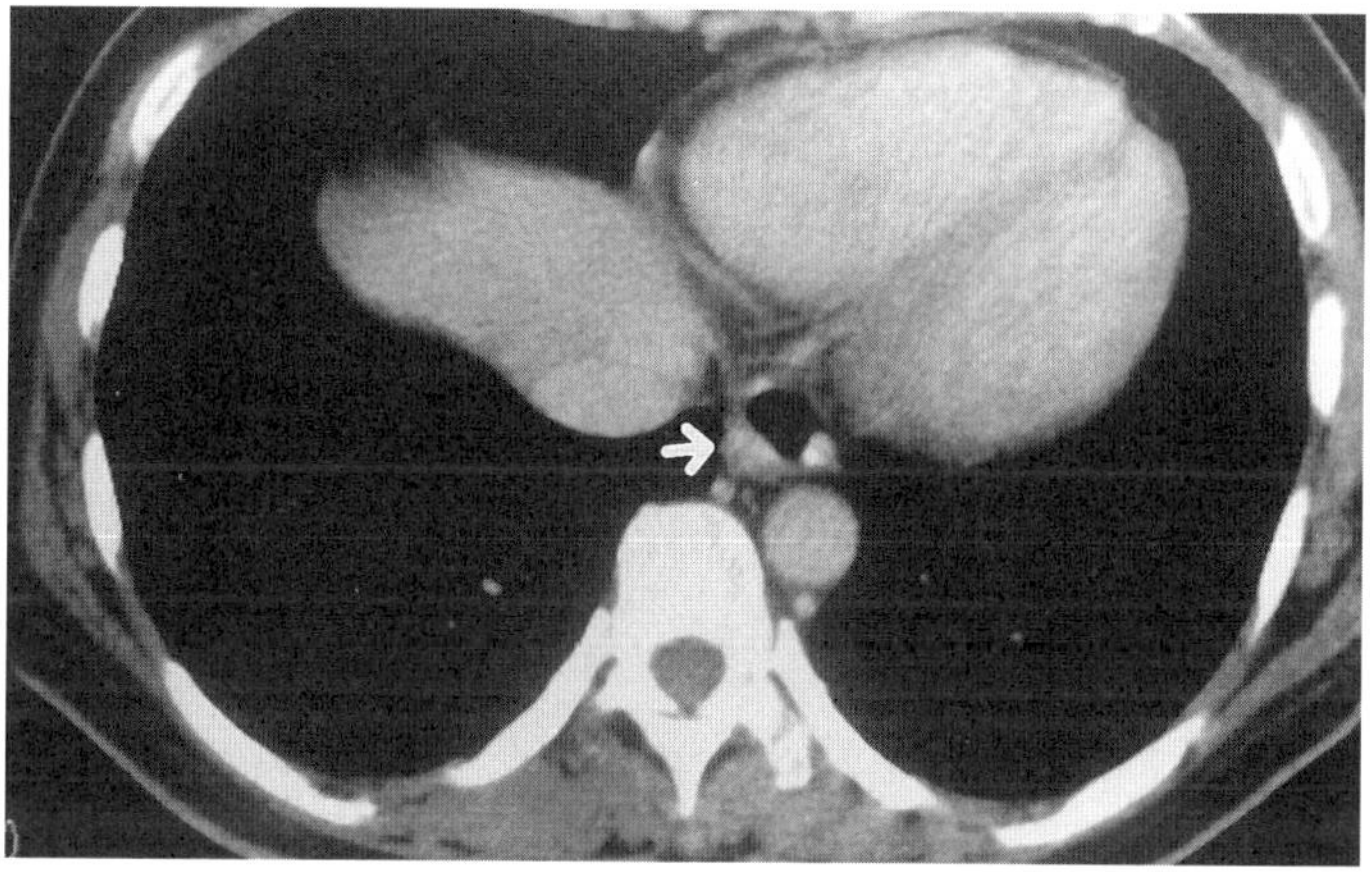

AST 気功治療を開始して 4 か月後に約 5 mm に縮小。さらにその 4 か月後に食道腫瘍が消失する。

議なことに次第に日を追うに従って体重が増加し始めていた。

　また、食道腫瘍については、当初は約1週間で食道が塞がり、流動食に切り替えなければいけないと宣告されていた小池さんだったが、その後1週間経っても、2週間経っても、食道が塞がる気配がなく、むしろ次第につかえ感が幾分よくなってきている感じがしていた。初めて食道の内視鏡検査を受けた約1ヶ月後には、つかえ感はほとんど消失したのだった。

　最初の手術から3ヵ月後に卵巣ガンが直腸にまで浸潤していることが発覚したため、直腸の一部の切除手術が行われることになった。第2回目の手術後、新たな化学療法が開始された。一度は白血球が激減し、吐き気などの副作用による症状に苦しめられた小池さんであったが、第１回目の手術後に受けた化学療法の時の状態とうって変わり、その症状は次第に軽減するようになった。前回と同様に、毎月１回、５日間行われる抗ガン剤投与が５ヶ月間続けられたが、月ごとに追って小池さんは副作用に苦しめられることはなくなっていった。通常ならば、化学療法が進むにつれて、次第にその副作用で苦しめられることがほとんどである。ところが小池さんは、むしろ、第２回の化学療法が始まってから３ヵ月後には体重が増え、白血球数も正常値内に戻った。５ヵ月後の化学療法が終わる頃には遠距離旅行にいけるほどにまで体力は回復したのである。

　食道腫瘍が見つかったとき、まさに食道を押しつぶすかのように塞ごうとしていた腫瘍がその４ヵ月後に受けたＣＴ検査では、厚さが約５ミリまで減り、食道内腔が拡張されたことが確認された。さらにその４ヶ月後には食道腫瘍が消失したことが確認された。

　ＡＳＴ気功治療は第２回の手術後も週１回～２回続けられ、小池さんは体重の増加とともに、体力もすっかり回復した。卵巣ガンが発見されてから１年を過ぎてなお、卵巣ガンと食道腫瘍は再発することもなく、それればかりか小池さんはすばらしい伴侶を見つけて新しい人生をスタートしたのである。

4

〔悪性リンパ腫〕

成功率の低い手術をあきらめ、声も出ず、飲み込むこともできないほどに悪化。病院では検査のみ。ＡＳＴ気功を治療として続け、リンパ腺の腫瘍はすべて消失。

●北畠喜久子さん（67歳・仮名）
●治療担当　静岡県・大石佳代子治療師（St.コロンビア大学）

北畠喜久子さんは、病気をしたこともなければ、人より体力がある。還暦を越えた年齢とは思えないほど健康であり、元気だった。

ところが、平成8年2月ごろから、立ち上がった時に嘔吐と立ちくらみがするようになった。そんな状態が何度となく続いたある日のこと、出先で倒れて気を失ってしまった。その場に居合わせた親戚の人に「早めに病院へ行った方がいいよ」と言われたものの、体力に自信があった北畠さんは、そのままにしてしまった。「そのころはいろいろと忙しかった時期なんです。単なる疲れだと自分では思い込んでいましたね」。

しかし、その後も立ちくらみは頻繁にあり、倒れることも何度かあったのだ。夜間、自宅トイレで倒れて気を失った時はさすがに不安になり、静岡市の総合病院で診てもらうことにした。

診察した医師からは「はっきりした原因はわかりませんが、念のためにもう少し詳しく検査してみた方がいいでしょう」と言われ、東京の国立がんセンターを紹介された。後日、紹介状を持ってがんセンターで検査を受けたところ、悪性リンパ腫であることが判明した。

リンパ腺という場所にできるだけに、悪性リンパ腫は手術が難しい。「成功率は非常に低いので手術は無理です」と、北畠さんはがんセンターで言われてしまった。「どうして、この健康な私がガンになるんだ、そんなはずはない！　当時はそんな思いだけがグルグルと頭の中を回っていました。」。

とは言っても、治療は受けなければならないと考えた北畠さんは、郊外の自宅近くにある総合病院に通うことにした。その病院では、主治医から手術することをすすめられた。自分でも手術を受けることを承知したのだが、医師と看護士が手術について話し合いを続けた結果、前日になって取り止めになった。入院する中で北畠さんと個人的に親しくなった看護士が、危険な手術だから受けない方が賢明と判断して、医師と真剣に話し合った結果だった。

手術をしないことが決まると、入院中は放射線治療を行った。医師は「これからは何でも好きなものを食べて、好きなことをやっていいですよ」と言った。退院後、検査のために病院には定期的に通ったが、医学的な治療を施されることはいっさいなかった。6月中旬ごろには、腫瘍の大きさは30ミリ以上で、ピンポン玉大になってしまった。腫瘍は声帯を圧迫し、咳き込みもひどく、ついにはほとんど声も出なくなってしまった。飲み物を飲むことも難しくなり、飲む力さえもなくなるほど腫瘍は増大していたのである。

そんな時、知人の娘がＡＳＴ気功の治療師であることを耳にした。ガンにも効果があるとの話を聞いて、北畠さんは治療を受けてみることにした。

ＡＳＴ気功治療は9月15日にスタートした。3～4ヶ月間は週2～3回のペースで治療を行い、その後の1年間はさらに回数を増やして治療を継続した。治療した個所はリンパ腺を中心とした部分で、その他、北畠さんの要望で肺、肝臓、子宮にも治療した。使った技法はガン、剣、血液浄化、カイロである。ＡＳＴ気功の治療を重ねるにしたがって、病状は少しずつ良くなっていった。9年1月には、声がはっきりと出るようになり、飲食物も飲み込めるようになった。病院で撮影したＣＴ影像にも、2月には腫瘍が18ミリ、6月には6ミリ、11月には3ミリと、時間の経過とともに縮小していく様子が顕れている。そして、10年2月末のＣＴ写真上では、腫瘍はまったくなくなっていた。

病院で治療を受けたのは8年の夏ごろまでで、それ以降は、検査のための通院はしているものの、何ひとつ具体的な治療は受けていない。つまり、声が出るようになったのも、飲み込みができるようになったのも、腫瘍が縮小し、消滅していったのもＡＳＴ気功治療の効果によるものだと断言できるのだ。

現在も月に2～3回のペースでＡＳＴ気功の治療を受け続けている北畠さん。「病気になる前の健康な体と元気を完全に取りもどしました」と語る明るい笑顔が印象的である。

5

〔悪性リンパ腫〕

寝たきりの生活、短い余命であることを22歳で宣告される。
初回の治療で味覚がもどったことに感激。手術をやめてＡＳＴ気功治療にかけ、完治。

●石川幹夫さん（38歳）
●治療担当　鈴木真明（St.コロンビア大学）

今から16年前の昭和63年、当時22歳だった石川幹夫さんは、慢性的な頭痛に悩まされていた。痛みは半年以上続き、さらに首のしこりもできて、どんどん大きくなっていった。そのため、病院で検査を受けることになった。

検査の結果、悪性リンパ腫であると診断された。首のしこりは20ミリの腫瘍であった。すぐさま、放射線を患部に照射する治療が始められた。悪性リンパ腫であり、首（頚部）という非常にデリケートな場所であったため、外科的手術で腫瘍を除去することは、体への影響が非常に大きいと懸念された。そのため、しばらくの間は放射線による治療を行い、腫瘍を小さくしていくことが試みられたのである。

ご存知の方も多いと思うが、放射線治療は副作用を体に受けやすい。石川さんも治療によって味覚がなくなり、何を食べても味がわからなくなってしまった。しかし、ガンの治癒のために放射線による治療は続行せざるをえなかった。

やがて、6ヵ月間放射線治療を受けた段階で、放射線の照射量は限界になってしまったが、腫瘍はそれほど小さくならない。通院していた国立がんセンターの医師は、手術することを石川さんにすすめ、さらに言葉をそえた。「手術したとしてもその後、ベッドから起き上がることはできないことを覚悟してください」。

一生寝たきり、一生病院から外に出ることはできないという宣言である。半ば人生の終わりを告げられるかのような響きであった。周囲には、余命は3ヶ月と伝えられた。

　絶体絶命の状況に置かれた石川さんは、ＡＳＴ気功治療院の門を叩いた。ＡＳＴ気功治療を知る知人から話を聞いて治療院へ駆けつけたその日は、手術日の1週間前だった。顔色はどす黒く、顔から頚部にかけて無数の放射線の跡があった。もちろん、放射線の副作用で味覚はまったくなく、唾液さえも出なくなっていた。

　この時、石川さんは初めてＡＳＴ気功の治療を受けた。治療を担当した鈴木先生は、当時の様子を振り返る。「治療後、一服しようということになって、私は茶を入れて福島の薄皮饅頭をすすめたのですが、ここで、信じられないようなことが起こったのです。饅頭を食べた彼の表情が一変しました。味がすると言うのです」。

　石川さんは、突然駆け出して部屋の隅へ行き、泣きながら饅頭を食べ続けた。

　初めての、たった一度の治療で味覚がもどった石川さんは決心した。

「これなら、きっとガンは良くなると確信しました。手術したところで、その後は寝たきりなんです。もう、迷いませんでした。手術を受けないで、ＡＳＴ気功治療で治してみせる、この治療にかけよう、そう考えたんです」。

　石川さんは国立がんセンターでの手術を断り、毎日ＡＳＴ気功治療を受けた。病気の経過を知るためには病院には通い続け、定期的に検査を受けるようにした。

３ヶ月ごとの検査では、Ｘ線撮影などによって、腫瘍がだんだん小さくなっていくことが確かめられた。そして、１年後に受けた検査では、ガン細胞が消失し、まったくなくなっていたのである。これには主治医もおどろき、ＡＳＴ気功について詳しく知りたいと、鈴木治療師に連絡してきた。

ガンがなくなってからも、石川さんは月に１回のＡＳＴ気功治療を４年間続けた。病院での検査も年に１度受けている。現在、発症からすでに16年の歳月が過ぎたが、ガンの再発は見られない。

大学卒業後、百貨店に就職し、10年前には結婚もした。今は２人の子供の父親である。毎年、家族との幸せそうな様子が綴られた年賀状が鈴木治療師のもとに届いている。

6

〔膵頭部腫瘍〕

病院でなす術のない膵頭部腫瘍がＡＳＴ気功によって治癒した！

●林美津子さん（70歳・仮名）
●治療担当　八巻治子（ＡＳＴ福島気功クリニック）

70歳の林美津子さんは台所仕事が大好きな人で、一日中台所に立っていても疲れを知らないほど元気な人であった。ところが、平成13年11月頃より、台所に立つと左わき腹に痛みが出るようになった。次第にそれが背中を通して痛みが走るようになり、背中をさすりしなければ台所に立っていられない。その年までこれといって大きな病気もしなかったほど元気だったのに、もはや台所に何時間も立っていられなくなったのである。左背中をさする姿が頻繁になる姿が増えるのを見て家族も何かおかしいと感じ、病院で受診することになった。

腹部エコーや胃内視鏡検査、腹部ＣＴなどの精密検査を受けた結果、総胆管の拡張と膵

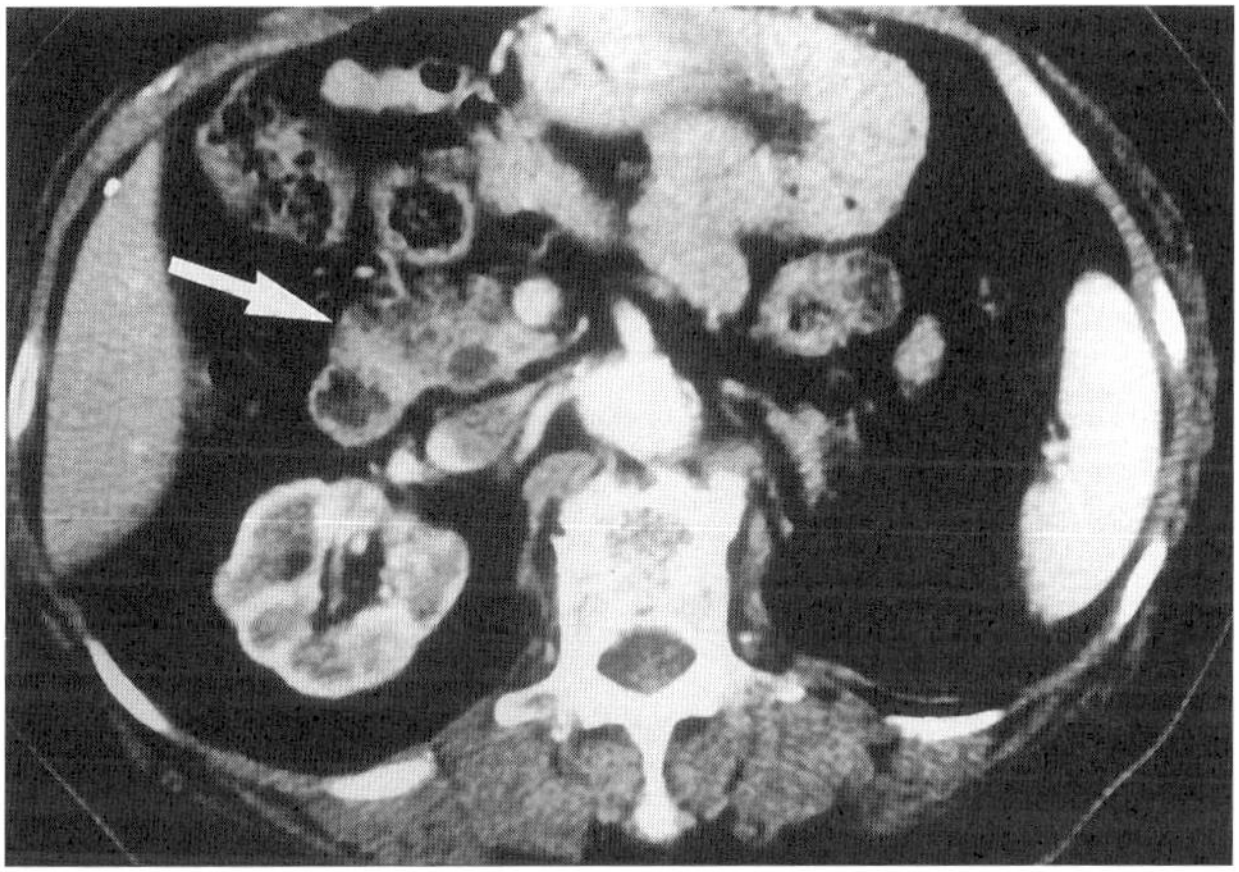

写真１　平成13年11月９日CT　総胆管の拡張と膵頭部のムラ状の異常陰影が認められる。

頭部のムラ状の異常陰影が認められ、腫瘍も否定できなかった。膵頭腫瘍特有に反応する腫瘍マーカーの高値が確認された（写真１）。

当初、主治医からは、県立病院での手術をすすめられた。ところが、林美津子さんは、手術をどうしても受けたくないと訴えた。病院側としては、どうしたものかということになった。

病院は、手術のほかになす術はないとまで宣告された林さんは、自分の嫁の京子さんからＡＳＴ気功を受けてみたらとすすめられた。京子さんには以前、気功治療で慢性の腰痛を治していた。腰痛に苦しんでいた状態を週に１回ずつＡＳＴ気功を受けることによって仕事に支障がなく、痛みがなく日常生活を送れるまでになった。当初は、林さんを含め、京

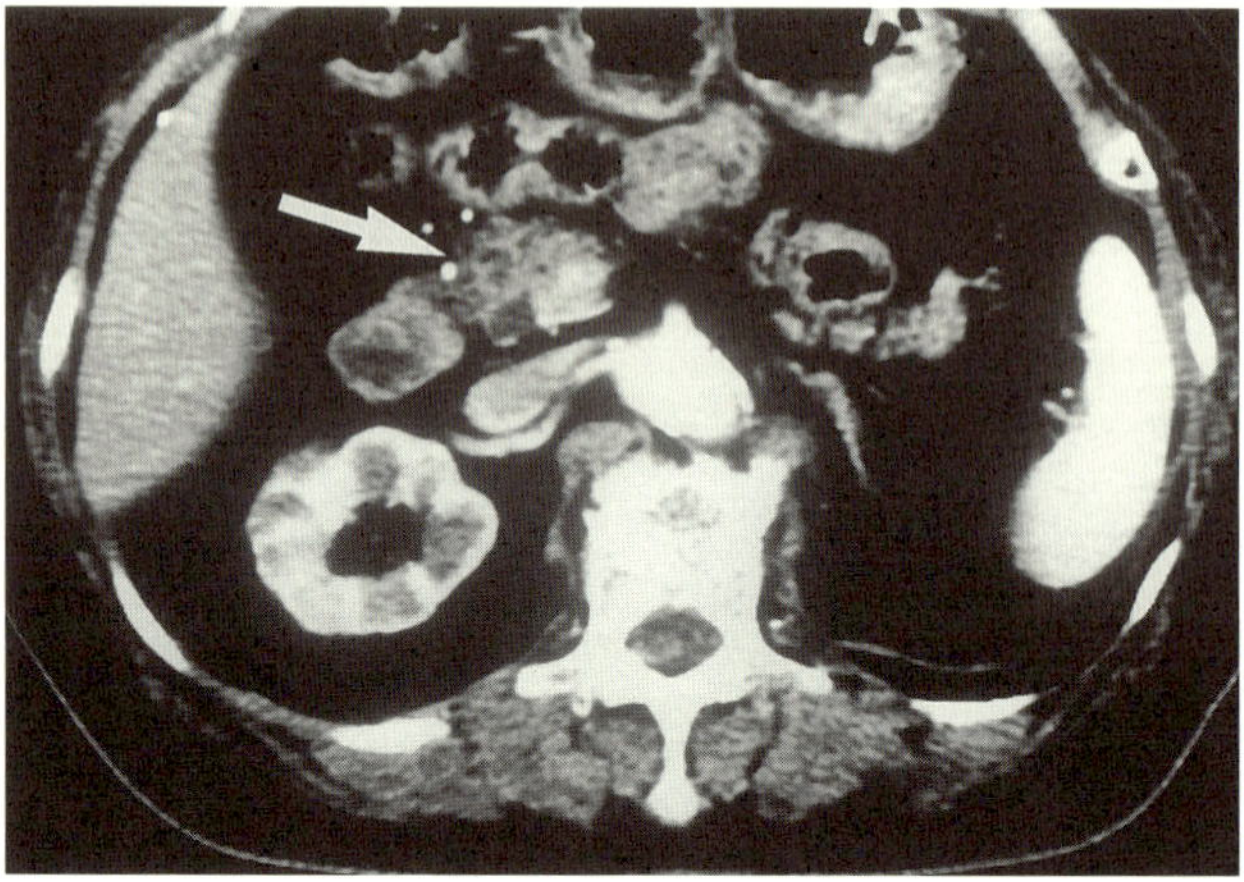

写真２　平成14年２月15日 CT　膵頭部のムラは大小まだ目立つが、腫張が軽減している。

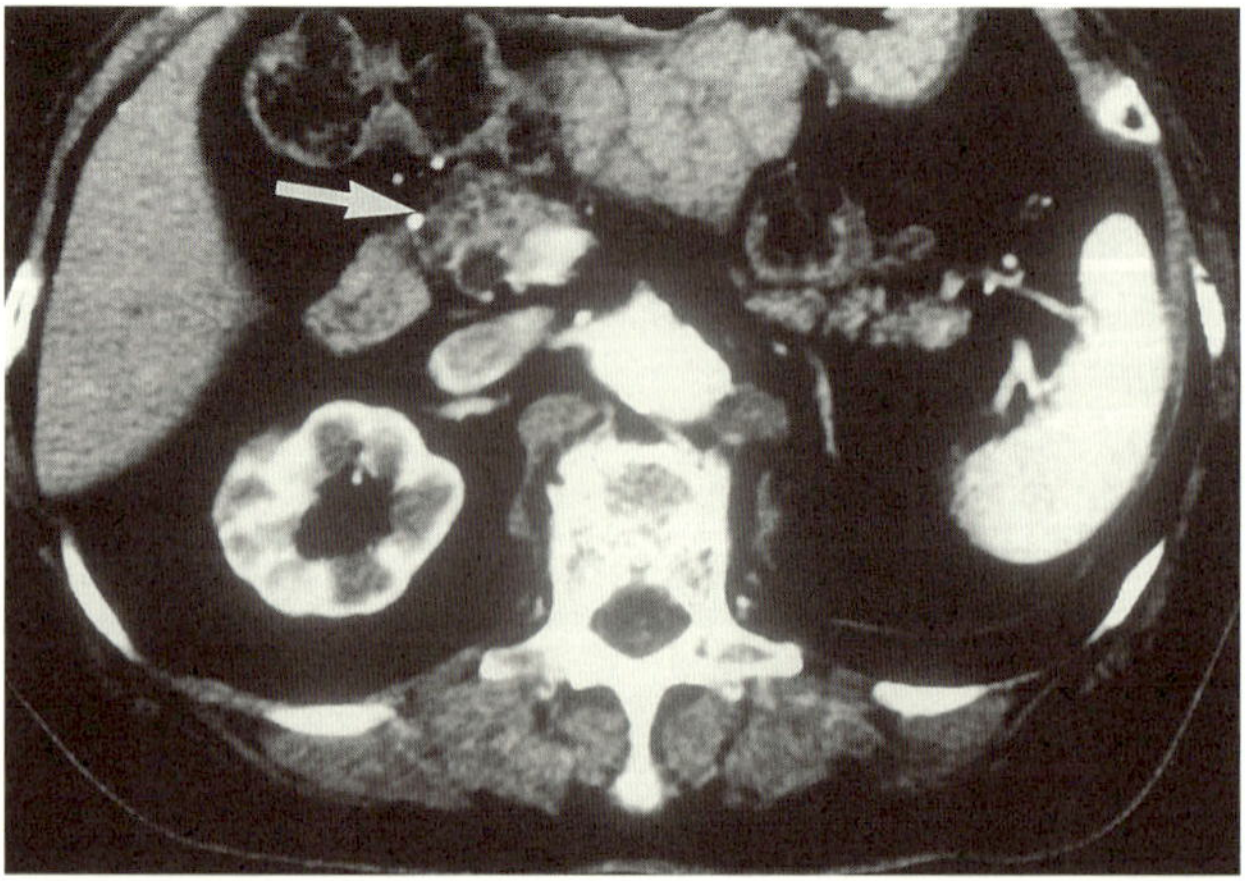

写真３　平成14年５月15日 CT　膵頭部のムラが均等になり、腫張は軽減したままである。

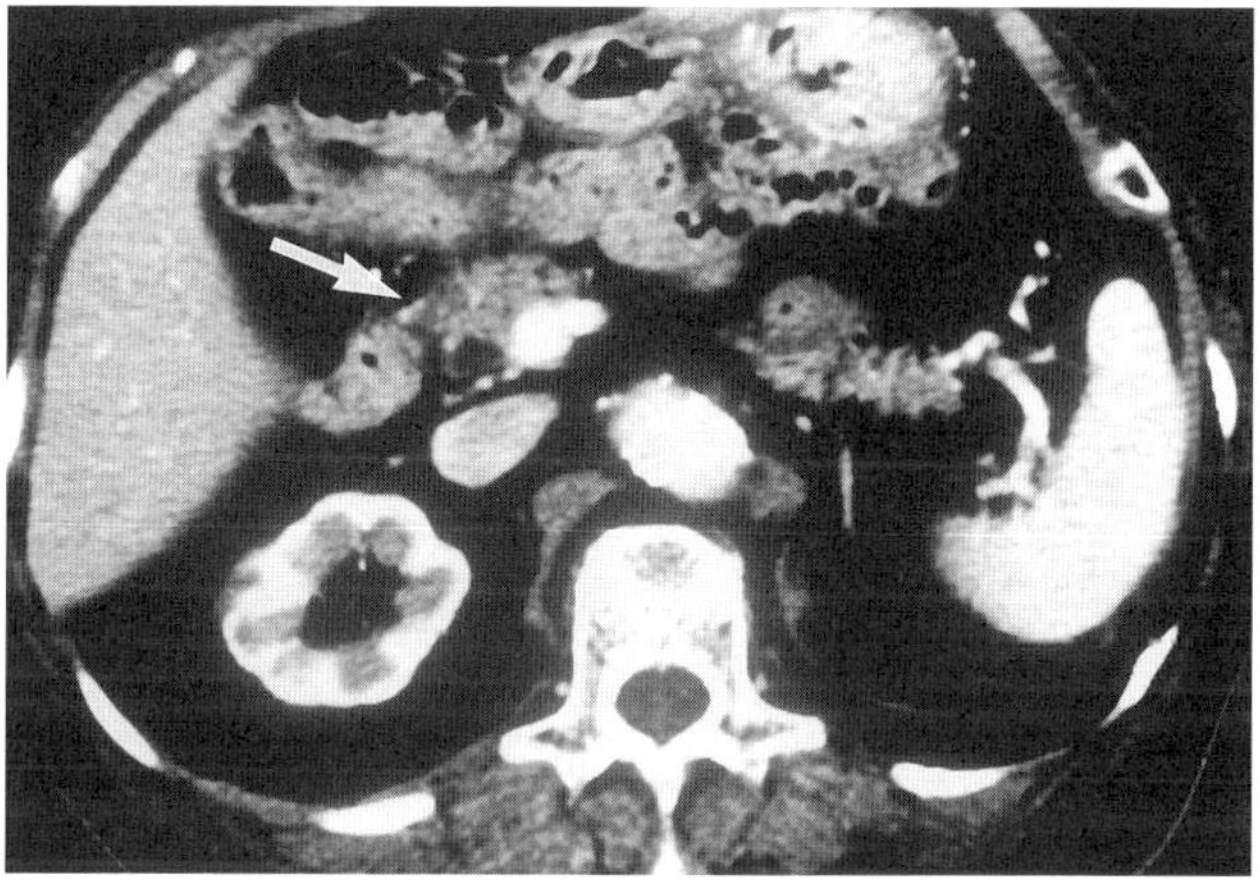

写真４　平成14年８月23日ＣＴ　腫張無く、ムラも認められない。この時点で腫瘍の疑われる所見はないと判断される。

≪腫瘍マーカー推移≫

	CA19-9(正常 値37≧)	SPAN-1(正常値 30.0≧)
H13年11月5日	51.5	185.7
H13年12月13日	52.7	116.8
H14年1月15日	13.2	55.2
H14年2月4日	12	30.1
H14年3月12日	12.5	18.6
H14年4月22日	10≧	19.2
H14年5月20日	10≧	17
H14年6月24日	13.6	15.5
H14年7月22日	10≧	15.1
H14年9月24日	10≧	16.6
H14年12月16日	10.8	16.7
H15年3月7日	10≧	15.0

子さんを除く家族全員には、気功なんて何をしているのかわからないとか、胡散臭いものといった考えがあった。だが、嫁がＡＳＴ気功で病気が改善されたのを目の当たりにしていた林さんは考えを改め、自分も受けてみようと決心した。

11月下旬に検査入院をしたのをきっかけにＡＳＴ気功治療が開始された。検査入院期間中は気功師八巻さんが病院へ出向き、その後は林さんの家で治療を行うことになった。

12月から本格的にＡＳＴ気功治療が毎日行われた。病院はとりあえず2週間に1回の診察で観察することになった。

治療時間は1日1時間とされた。治療内容はそのほとんどがコロナの技法と呼ばれる治療の気を使って、腫瘍ができている膵頭部あたりに向かって体の表面からマイナスの気を取ることに費やされた。

腫瘍治療に欠かせない治療の気は、ガン細胞の技法と呼ばれる治療の気である。この気が患部に流れていくことでガン細胞そのものに直接作用していくわけである。残りの時間で、これもまたガン治療には欠かせない剣の技法や止めの技法が用いられた。

剣の技法とは、気で作る剣によって、ガン細胞を壊していく技術である。次にガン細胞を壊したら、そのガンを右回りでねじりながら絞り込んで小さくしていくために止めの技法を使うわけである。これらの技術を組み合わせ、繰り返し続けていくことで、ガン細胞を小さく壊していけるわけで、ガン治療には非常に効果的な方法である。

さて、ガン治療は毎日行うことが基本である。なぜなら、ＡＳＴ気功でガンを消滅させるためには気功歴が3年以上、治療時間は２５０時間、ガンの大きさは30ミリ以下を基準としている。

ガンを消滅させるためには、ＡＳＴ気功治療によりガンが小さくなっていく速度が、ガンの大きくなっていく進行速度より早くなければいけない。それだけの治療を行うのに必要な気功師の力と、その力によって対応できるガンの大きさの基準がこの数字なのだ。

八巻気功師はその旨を京子さん、林美津子さんとその家族とに詳しく説明して、その結果、毎日治療していく方針が決まった。先ほども触れたように、もちろん家族全員のＡＳＴ気功に対する不安や迷いがなかったわけではない。しかし京子さんが、あれほど苦しんでいた慢性の腰痛が、ＡＳＴ気功で改善されたという体験から、林美津子さんはＡＳＴ気功治療なら信じてもいいのではないかという思いがあったわけである。また、八巻気功師が京子さんの治療をした気功師であるということにも大きな信頼感を寄せることができたのである。

林美津子さんが驚いたのは、気功治療を受け始めてみて、とにかく徐々に背中の痛みが減っていったことだった。膵臓のガンの状態を診断するひとつの検査に腫瘍マーカーというものがある。治療開始前は、この検査で林美津子さんには2種類の腫瘍マーカーが正常値よりはるかに高値を示していた。ところが、治療開始から1ヵ月後には、2種類とも腫瘍マーカーの値は下がりだした。そしてその2ヵ月後、2種類の腫瘍マーカーがついに激減した。2つの腫瘍マーカーとも正常値内に下がったのである（P65表参照）。その後半年間はほぼ連日、ＡＳＴ気功治療が続けられた。正常値まで下がった腫瘍マーカーはその後再び上がる傾向はなかった。治療開始から9ヵ月後までのＣＴ検査によれば、ＡＳＴ気功開始前にあった膵頭部のムラは改善した（写真2〜4）。肝内胆管の拡張も消失していた。その後、林美津子さんの症状は安定しているので、病院で2〜3ヵ月ずつ定期検診を受けながら、ＡＳＴ気功治療を現在、週2回、再発予防の目的で行っている。腫瘍マーカーは正常値のままである。

　林美津子さんの背中の痛みはすっかりとれ、大好きな台所で、家族のためにおいしい料理にその腕を振う毎日である。また、林美津子さんの状態が改善していくのを間近で見ながら、次第に林さんの家族はＡＳＴ気功というものを理解し始め、すっかりその治療と効果に信頼を寄せていったのはいうまでもない。

7
〔大腸ガン・肝細胞ガン〕

体重の減少、血便、疲れ……。病院の検査で大腸と肝細胞のガンが判明。手術に耐え、退院後のＡＳＴ気功でガン細胞が消滅。

●大山スミ子さん（71歳・仮名）
●治療担当　千葉県・安田和彦治療師

大山スミ子さんは、飲食店を経営している。毎日深夜の1時、2時まで働き、仕事柄、酒も3～5合は飲んでいた。そんな生活も長年のうちに慣れてしまっていた。

しかし、平成11年の夏ごろから、体の疲れがひどくなり、仕事が苦痛になってきた。食欲がなく、何も食べたくない。体重も減少し続けるようになった。下痢と便秘をくり返し、血便が出る。ときどき腹痛もある。不安になった大山さんは、国立がんセンターに行き、精密検査を受けた。その結果、大腸ガンと肝細胞ガンに冒されていることが判明した。

「そのことを医師から告げられた時は、さすがにショックで目の前が真っ暗になりました」と大山さん。

大腸ガンは、右側結腸の上部の角、横行結腸の中間に１００ミリほどの長さの腫瘍、左側結腸の上部の角全体にガン細胞が認められ、すぐに手術が必要であると診断された。肝細胞ガンは肝臓の上部に３点、25ミリ〜35ミリの腫瘍があった。

「こちらも手術が必要でしたが、一度に２つのガンを手術するのは危険です。そのため、まず緊急を要する大腸ガンから手術し、３ヶ月ほど静養して体力を回復させてから肝臓の手術をしましょう、と大山さんに説明をしました」（主治医）。

ガンを告知されたのが7月10日。大腸ガンの手術は同月24日に行われた。

手術後、１ヶ月ほどの入院生活を送り、大山さんは無事退院。自宅療養を始めたが、手術では大腸を３分の１切除した上、肝細胞ガンはそのままになっていたため、体力は相当衰えていた。腹に痛みを感じ、歩くのがやっとという状態だった。それでもなんとか体力を回復して、次の手術に備えなければと、気ばかりあせっていた。

そんな時、大山さんは友人が話していたＡＳＴ気功治療のことを思い出した。手術後半月ほどが過ぎたころ、見舞いにきてくれた友人がＡＳＴ気功を受けたことがあるというのだ。彼女はリンゴ病だったが、ＡＳＴ気功のおかげで完治。「退院したら先生を紹介するから、一緒に行きましょう。もしかしたら肝臓は手術しなくて済むかもしれないよ」と、励ましてくれたのだった。

8月28日からＡＳＴ気功治療が始められた。治療のペースは1週間に2、3回。治療個所は肝臓と大腸のすべてで、剣、コロナ、透析の技法が使われた。治療を始めてから1ヶ月ほど経過したころから、はっきりとした効果が顕れてきた。

「まず、腹部の痛みがとれてきました。歩行もずいぶんと楽になり、病院へもひとりで行けるようになったんですよ」。

2ヶ月後には、足腰もだいぶ丈夫になってきた。趣味の日本舞踊も、1時間ほど続けられるほどに体力がついた。

3ヶ月が経過すると、体重が2キロ増え、ますます回復のスピードにはずみがつくのを感じるようになった。5時間程度のドライブも平気になった。体力をつけるために散歩を始めたが、2時間歩いても疲れを感じないほどになった。「このころから、性格も明るくなりました」と、大山さんは振り返る。

そして、12月5日、国立がんセンターで検査が行われた。その結果、大腸にも肝臓にもガン細胞はまったく見つからなかった。驚いたことにガンは消滅していたのである。

これは、ＡＳＴ気功による治療の成果である。特に肝細胞ガンに関してはそう断言できる。なぜなら、当初必要だと言われていた肝細胞ガンの手術を行うことなくして、治癒したからなのだ。

「大腸を手術して、さらに肝臓も手術と言われていたころは、もう自分の人生も終わりだな、と思っていました。でも、ＡＳＴ気功治療を受けて命が助かりました。こんなにガンが早く治るなんて、自分でも信じられません。ＡＳＴ気功を紹介してくれた友人、そして治療師の安田さんには本当に感謝しています」。

ガンを克服し、すっかり元気になった大山さん。飲食店の経営を再開し、頑張っている。

8
〔大腸多発ポリープ〕（1995年学会誌掲載）

開腹手術、何度ものポリープ除去、抗ガン剤の投与……。
大腸の多発ポリープと闘い、克服。みずからもＡＳＴ治療師に。

●小山順子さん（44歳・仮名）
●治療担当　鈴木真明（St.コロンビア大学）

生命保険のセールスレディとして忙しい毎日を過ごしていた小山順子さん。平成４年の初めごろから左側の下腹部が張り、痛みを感じるようになった。食欲もなくなり、細い便ばかりが出る。38度の高熱も１週間続いた。「実はこの時、妊娠していたので、『婦人科系の病気かもしれない』と思い産婦人科で治療を受けたんです」。

病院では解熱のための点滴を３日間受けた。が、一向に熱が下がる気配はない。これはおかしい、ということになって、次は内科で診療を受けた。エコーで検査してみたところ、大腸に影が認められ、入院。腸のヒダに便がたまって、こうした症状になる場合があるという内科医の説明だったが、念のために外科の医師にも診察してもらうことになった。そして、小山さんを診察した外科医が下した判断は、「即、手術」であった。「『この時点で、子供はあきらめてください』と、先生から言われました……』。小山さんの大腸は、多発ポリープに冒されていたのだった。

手術は長時間におよんだ。開腹したところ、大小いくつものポリープが発生しており、執刀に立ち会った３人の医師のうち２人が「人口肛門にする」と言ったほど状態は深刻な状態であった。しかし、小山さんを担当する若い医師が腸をつなぐことを強く主張。人工肛門にはならず、手術も成功した。

とは言っても、取り除いても、取り除いても、次から次へとポリープが発生するのが多

大腸多発ポリープの治癒写真

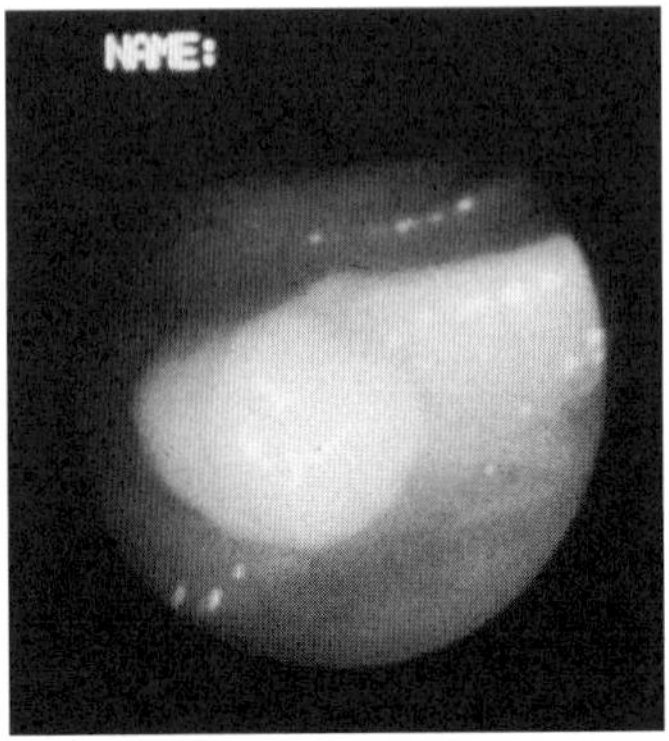

写真A

治療前：キノコ状の腫瘍

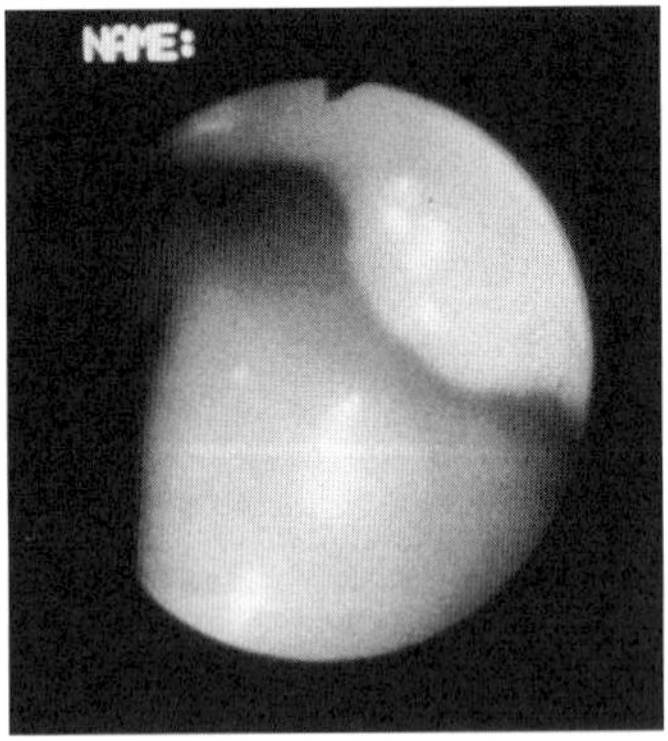

写真B

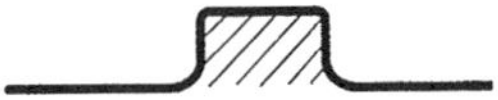

6か月治療後：キノコ状の腫瘍は，約3分の1の大きさに半減して消失している．

〔「人体科学」、1995年：第4巻、第1号掲載〕

発ポリープである。治療は難しく、完治する人は少ないと言われている。小山さんの場合も、大腸スコープで切除しても、半年の間に3～4個のポリープが出てくるという状態で、手術後も病気と闘う日々が続いた。

手術後の半年間で抗ガン剤を数本投与し、その後、平成4年の4月から2年間はガン治療薬を何種類も服用し続けた。大腸スコープの検査を定期的に受け、転移のおそれがあることから、肝臓などのＣＴ撮影を行うこともあった。

こうして治療を続ける小山さんは、ある日、ガン治療に効果が高いというＡＳＴ気功の話を聞いた。友人の姉がＡＳＴ気功の治療師だったのである。小山さんの実家がある福島はＡＳＴ気功の先進地である。偶然、小山さんが実家に帰省した時期（6年8月）に、ＡＳＴ気功を主催する鈴木氏が治療を行う日があった。「その月は、最初に鈴木先生の治療を受けた後、他の治療師の方に2週間に1度の割合で治療していただきました」。

治療が行われた個所は大腸、使われた技法はコロナ、透析、剣であった。当初はＡＳＴ気功がどんなものかよく知らなかったという小山さんだが、治療中は患部に心地良さを強く感じた。ＡＳＴ気功の治療は病院の検査や治療と並行して、月に3～4回のペースで続けることにした。

病院での大腸スコープ検査は6ヶ月に1度で、そのたびにいくつかのポリープが発見された。発見された場合、大きなものはすぐに除去し、小さなものはそのままにしておくという処置がとられた。ＡＳＴ気功治療を開始した年には、１月、８月に大腸スコープでそれぞれ２個のポリープを取り除いた。「後で主治医の先生から聞いたのですが、すでにガン化しているポリープもいくつかあったそうです」。

ＡＳＴ気功治療の効果は、病院での検査のたびに確認することができた。というのは、前回の検査で確認され、そのままにしておいた小さなポリープの多くが、その６ヶ月後の検査で跡形もなく消滅していたからである。ここに掲載されている写真は、病院内で行われた大腸スコープによって撮影したガンの縮小した写真である。検査当日に新たなポリープが発見されれば、大きいものは除去し、小さなものはそのままにしておく。こうした病院での検査と治療をＡＳＴ気功とともに続けるうちに、ポリープの発生は少なくなり、サイズも小さくなっていった。

また９年５月、病院で受けたＣＴ検査で肝臓に影があり、転移が疑われると言われたため、１ヶ月間、ＡＳＴ気功の治療を集中的に多く受けた。その後、病院で再びＣＴを撮影したところ、肝臓の陰はすっかりなくなっていた。

ポリープの発生が鈍化したここ数年は、病院の検査は１年に１回のみである。11年７月の検査では、それほど深刻な影響がない小さなポリープが２個のみだった。回復するにしたがってＡＳＴ気功治療の回数も減らしている。

「ＡＳＴ気功との出会いは幸運でした。実は私自身、ＡＳＴ気功の勉強を始めたんです。私の命を救ってくれた、この素晴らしい治療法を一人でも多くの人に広めたいと考えています」。

そして現在、小山さんはＡＳＴ気功師の資格を得て、ＡＳＴ気功治療院を開業している。

9 〔大腸ガン〕

手術で初めて判明した２００を超えるガン細胞。余命は６ヵ月。

ＡＳＴ気功ですべてのガンが消失。病院中がおどろきの渦に。

●野中建造さん（83歳・仮名）
●治療担当　鈴木真明（St.コロンビア大学）

呉服店を経営する野中建造さんは、還暦を過ぎてもバイクで得意先まわりをするほど仕事熱心であり、元気であった。若いころから大きな病気をしたことはなかったが、66歳のころ、腹部に痛みを感じるようになる。しかし、昔気質の人間である。多少体に異状や痛みを感じても、家族の誰にも話さず、我慢して仕事を続けていたという。

だが、体は痩せ、顔色も悪くなり、痛みは激しくなる。家族が体の異状に気づき、病院に連れていった時は、もう手遅れの状態だった。大腸ガンと診断され、余命は６ヶ月と宣告された。Ｘ線撮影で検査したところ、上行結腸に50ミリ×60ミリという大きなガンがあることが判明したのだった。

３ヵ月後、病院で手術が行われた。開腹したところ、Ｘ線に写っていた大きな腫瘍の他にも、約２００もの細かいガン細胞がひしめいていた。現状では腹膜の影像をＸ線で写す技術がないため、この段階で初めてガンの実態がわかったのだ。

「大きな腫瘍は切除しました。他にもできる範囲で取り除きはしたのですが……」と、執刀医から家族は報告を受けた。細かいガン細胞は数が多すぎて、手術ではほとんど取り除くことができなかったのだ。

そんな手術の結果と、痛みに襲われる野中さんを見て、家族は、もう命は長くないと冷静に判断した。

知人からＡＳＴ気功がよく効くと聞いていた家族は、手術後、治療師の鈴木氏のもとに野中さんを連れてやってきた。そのときは、家族に両脇を支えられ、やっと歩けるという状態だった。

「ご家族からは、治してほしいという言葉はありませんでした。『とにかく、痛みを和らげてください』とお願いされたんです」（鈴木治療師）。

ＡＳＴ気功治療は週2回、一年間続けられた。治療を重ねるごとに野中さんの顔色は良くなり、体力も回復し、自力で歩けるまでになった。手術後、毎週ＡＳＴ気功の治療を必ず受け、自宅での療養を続けた。

ところで、手術から6ヶ月が経過したある日、入院していた病院の看護士が事務上の手続きのことで野中さんの自宅に電話をかけた。「もしもし」その電話に出たのは、野中さん自身であった。看護士は仰天してしまったという。なぜなら、手術した時点で野中さんは助からないという診断を医師から受けていたからだ。常識的に考えても、１００、２００という単位のガンを残したままの体で生きているはずがない、と病院側は考えていたのだ。

その病院（市立総合病院）の医師は、野中さんの体をくまなく検査させてほしいと申し出た。このとき（手術から6ヵ月後）の精密検査で判明したのは、ガン細胞が縮小し、かなり小さくなっていたということであった。さらにその6ヵ月後（手術から1年後）の検査では、ガン細胞はまったくなくなっていた。

この結果には病院中がおどろいた。鈴木治療師のもとにも病院の医師から連絡があり、ＡＳＴ気功についての説明を求められた。この病院では、ＡＳＴ気功による治療はガンの治癒に効果があると、正式に認められた。

野中さんはガン細胞が消えてからも月に1回、4年間ＡＳＴ気功治療を受けた。その後、治療は再開していないが、ガンの再発はない。

余命6ヶ月と診断されてから、すでに16年、何の異常もない。けれども平成12年3月、カゼから心不全となり、急逝してしまった。享年83歳であった。

10
〈大腸ガン〉〔1995年学会誌〕

25ミリ×30ミリ。大腸にできた巨大なカリフラワー状の腫瘍。
3日に1度の気功治療で腫瘍は軟化、根元から剥落してガンは完治。

●塩田圭介さん（41歳・仮名）

●治療担当　鈴木真明（St.コロンビア大学）

塩田圭介さんは中学校教諭。スポーツマンで健康そのもの、これまでに大きな病気をしたこともなかった。

しかし、平成6年4月、職場の健康診断で便に潜血があった。念のため病院でＣＴ検査を受けたところ、大腸ガンであることが判明。下行結腸からS状結腸にかけて25ミリ×30ミリの腫瘍が認められたのである。サイズ的にはきわめて大きな腫瘍ではあるが、この時に腹痛などはなく、血液検査やその他のデータにも特に問題はなかった。「でも、大腸ガンと診断されたわけですから、絶望的な気持になり夜も眠れませんでした。毎日、精神的に不安を抱えて生活しているような状態でしたね」と塩田さん。

知人からＡＳＴ気功をすすめられ、塩田さんはすぐに治療を開始した。この時、大腸ガンが原因と思われる大きな異状や痛みは体にはなかったが、顔色だけは真っ黒で、不健康そうであった。

ＡＳＴ気功の治療は3日に1回のペースで行われた。治療を行った場所は大腸、使用したのは、コロナ、ガンの技法である。治療の回数を重ね、時間が経過するにしたがって、塩田さんの顔色はみるみる明るく、健康的になっていった。

大腸ガンの治癒写真

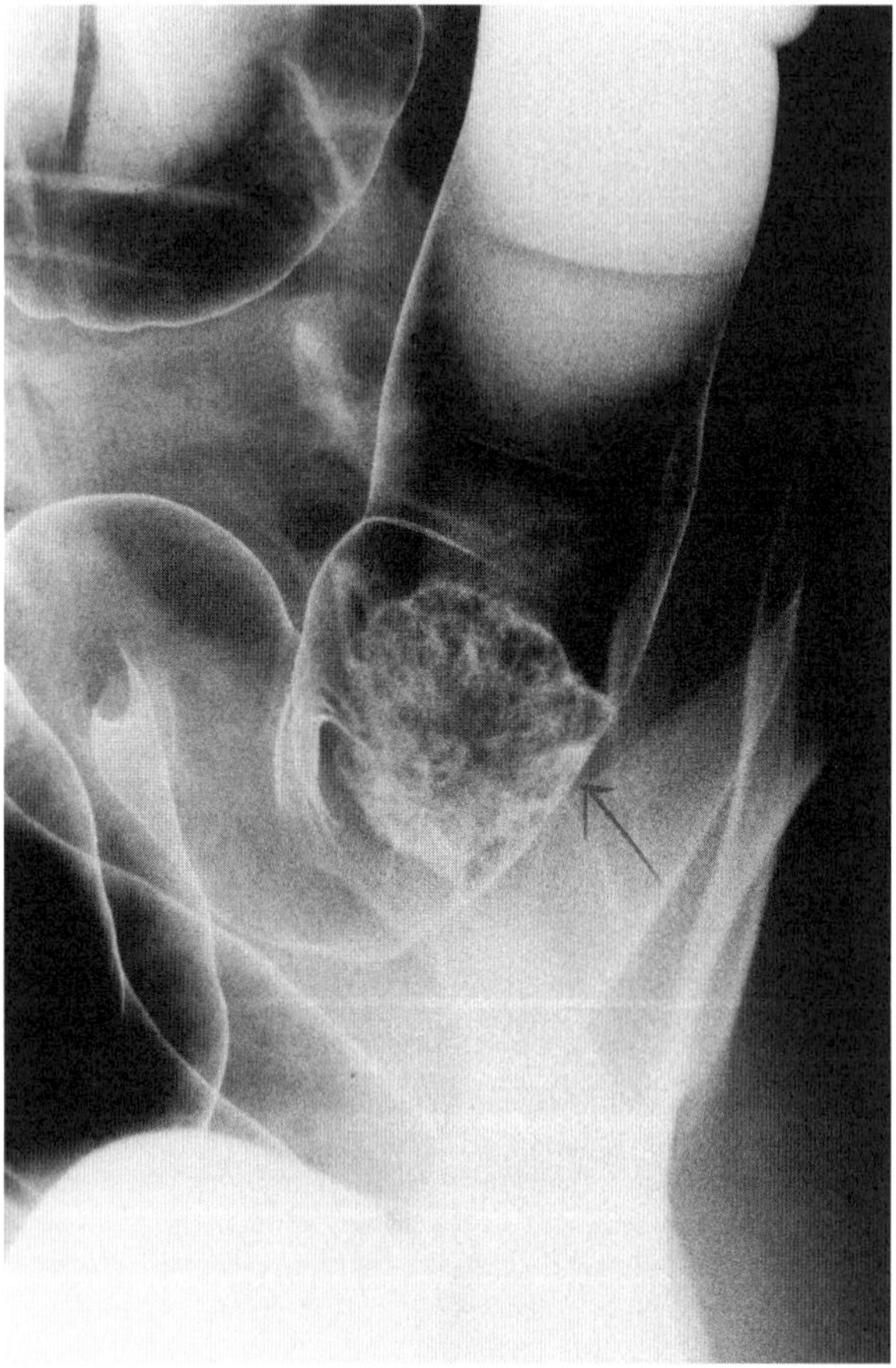

大腸腫瘍 CT 写真
フィルムのポジ焼き付けを示す。写真に示される25×30ミリの腫瘍は、4カ月後に剥離し消失した。
〔人体科学、1995年：第4巻、第1号掲載〕

ＡＳＴ気功治療を始めてから4ヵ月後の8月、塩田さんは大腸スコープ検査を受けた。先にも述べたように、4月の段階では腫瘍がきわめて大きく、また、形がカリフラワー状であることもＣＴ検査によってわかっていた。大腸スコープ検査によると、外観上、腫瘍の大きさに変化はなかった。

しかし、検査中、大腸スコープが腫瘍に当たったとき、ゴムまりのように柔軟な感触があった。

ＡＳＴ気功の過去の治療記録によれば、腫瘍（良性、悪性ともに）の多くは、ＡＳＴの気を受けることによって、軟化することがわかっている。塩田さんの大腸の腫瘍も、ＡＳＴ気功の治療を受けたことによって、柔軟性を持つようになっていた。

このような（柔軟性を持ちはじめた）腫瘍であっても、医学的な治療では、次の段階として切除するのが一般的だ。しかし、この大腸スコープ検査の段階でおどろくべきことが起こったのだ。大腸スコープが腫瘍をさらに押すと、いとも簡単に腫瘍は根元から落ちてしまったのである。

塩田さんのように、大腸の腫瘍が有茎性の場合、先端の部分（カリフラワー状の部分）が変質していても、根元の部分が良性の腫瘍であるケースが多い。この現象は、上部よりも下部の良性腫瘍の方がＡＳＴ気功の治療効果をより強く受け、より軟化し、その結果、根元が弱くなり、落ちてしまったと判断された。

通常、大腸スコープが当たっただけで、腫瘍がはがれ落ちるとは考えられない。しかし、塩田さんのケースは、病院での精密な検査によって確認された事実である。

その後の検査でも、塩田さんの大腸に腫瘍はまったく確認されなかった（写真）。10年が経過した現在でも再発することなく、健康的な毎日を過ごしている。

終末期医療におけるＡＳＴ気功

ＡＳＴ気功の体験談を通じて、ガンを治しているのをお判りいただけたと思いますが、末期状態のガンは治すよりも、症状を改善する、症状を治すということを中心に治療を進めます。

ガン末期の痛みがどれだけ抑えられるかという問題は、患者にとって非常に重大な問題でもあります。ガンの痛みに関わらずあらゆる難病の痛みに対して、ＡＳＴでは〈ステロイドのカイロ〉、〈止めのカイロ〉の２つの技術で対応します。西洋医学では、ガンの末期の痛みに対して、モルヒネを使いますが、現在モルヒネの処方も変わってきています。末期の痛みに十分な対応ができるようになってはいますが、それでもモルヒネにも限界があります。モルヒネとＡＳＴを併用した場合、痛みが起きても早く収まり、軽くなるという効果があります。またモルヒネの副作用に対しても有効です。痛みが抑えられると患者は生きる気力が湧いて、延命に繋がっていきます。

また精神的な苦痛の対処法について、現在はカウンセリングや薬物治療を中心とした精神科的治療がありますが、十分な満足を得られない患者も多いものです。ＡＳＴは精神的な苦痛に対しても、アプローチしていきます。

その前に精神的苦痛がどういうものかを説明していきましょう。

病気が末期ともなると精神的に相当な負担を患者は強いられます。病気を苦しむしかない精神状態となり、苦痛にさいなまれる立場に立たされます。実際の苦痛はそれよりも小さいものであるとしても、人間がその思いの中に入り込むことにより苦痛は増幅します。鈍感な人間でも通常より苦痛は大きくなりますが、神経質な人間であれば、普通の人より倍化して、小さな苦痛は大きく、さらに痛みは強く感じます。精神的な苦痛によって人間の痛みは、より膨らみやすい傾向が見られます。

ＡＳＴでは〈連鎖法〉の技術を使い、頭部を治療して精神的な苦痛を和らげています。最も結果の出やすいのは後頭部を治療することですが、ベッドに伏せたままで治療ができない場合などは、側頭部、前頭部、頭頂部を連鎖法で治療してもほぼ同様の効果が得られます。

・ガン末期の症状の改善

末期のガン患者は痛み以外に、多くの症状が顕現してきます。末期で起こる多くの症状に対してもＡＳＴ気功は対応をします。

ガン患者は肺炎などを引き起こすことが多くなります。ガン末期の肺炎の場合は、通常の抗生物質以外にステロイドを飲んで治しますが、ＡＳＴを併用した場合は、通常よりも早く肺炎が治まります。ステロイドは細胞性免疫を低下させたり、糖尿病を併発したりするなどと肺炎にマイナス面もありますが、ガン末期ではやむを得ず使用されます。その点ＡＳＴは、患者の身体に負担をかけることなく治療することができます。

例えば、感染症であるＭＲＳＡ（メチシリン耐性ブドウ球菌）にもＡＳＴは効果があります。感染すると抗生物質が効きにくく、患者の抵抗力が弱いことから長期にわたり保菌者になる場合が多くあります。他の弱い患者への感染の源となり、病院関係者を悩ませています。ＡＳＴのＭＲＳＡへの効果は、現状では患者の抵抗力・免疫力の底上げととらえられ、緑膿菌などその他の弱毒菌も消滅させています（ＭＲＳＡは隔離して治療するため病院内で扱いますが、一般治療院では扱いません」。

また腸閉塞を起こしたという通過障害に対してもＡＳＴは効果があります。嚥下《えんげ》障害である誤嚥《ごえん》（嚥下物が食道に入らずに誤って気管に入ること）といった状態にも、ＡＳＴは嚥下障害の技術で対応します。

こういったガンの末期患者に起こる苦痛を和らげ、さまざまな症状を緩和するという対応をすることで、患者の心身状態を楽な状態にしていきます。

ＡＳＴ治療をした末期患者の症例のケースですが、ご家族の了解を得て掲載しています。

〔大腸ガン〕（1999年学会誌掲載）

末期ガンと診断され、手術で腫瘍は残したまま。余命は6ヶ月。連日のＡＳＴ気功治療で腫瘍は縮小、痛みも軽減する。

●本橋達也（46歳・仮名）
●治療担当　大阪府・小林浩美（総合病院医師）

肝臓ガン超音波映像による消失写真

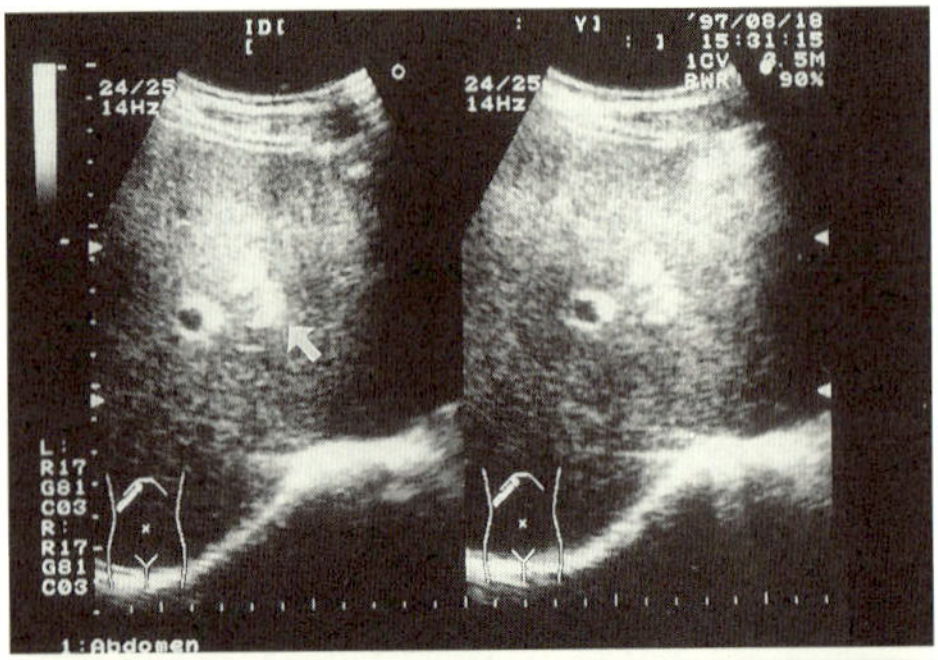

写真1
1997年8月18日
約15ミリの肝臓ガンが発見される（治療前）

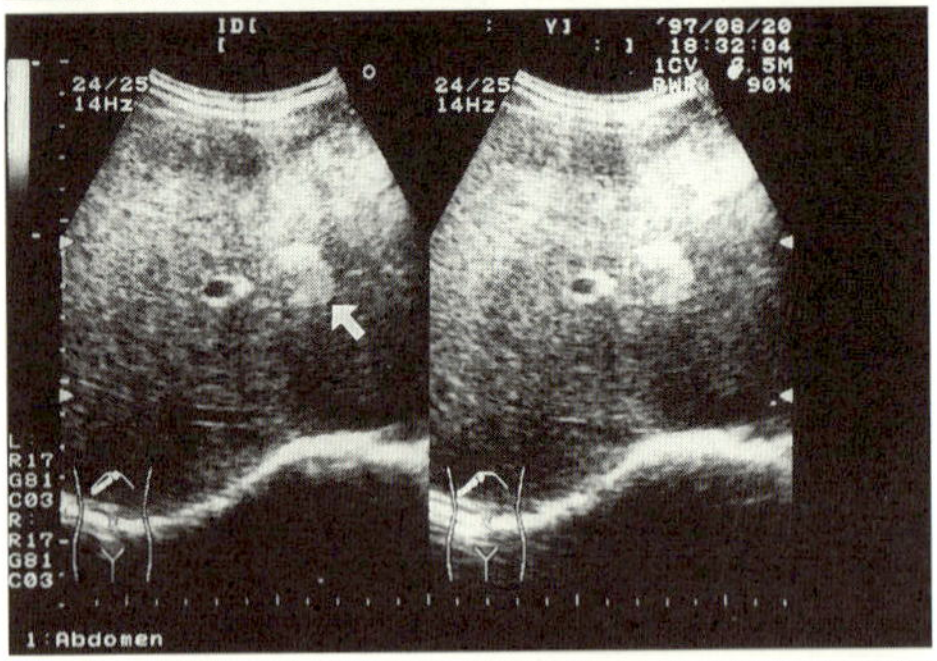

写真2
1997年8月20日
腫瘤はいったん膨化する（治療後）

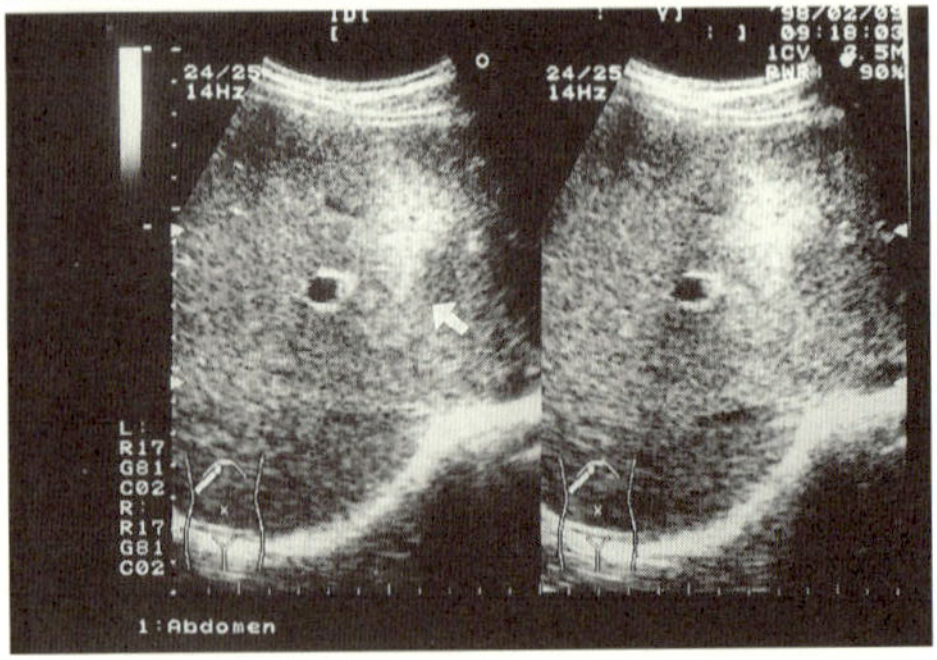

写真3
1998年2月
腫瘤は消失している

〔人体科学、1999年：第8巻、第2号掲載〕

本橋達也さんは、特に大きな病気をしたこともない健康的な神戸の総合病院に勤務する内科の医師である。毎日元気に出勤し、仕事がどんなに急がしくても体調の不良や疲れを感じることはなかった。

しかし、平成9年2月初めごろから、右の腹部に痛みを感じるようになった。病院で行った検査では、虫垂部の軽度肥大の症状が見られた。入院し、抗生剤などで治療を行ったところ、症状はすぐに回復した。

ところが、退院後もしばしば腹部が痛んだため、4月に手術を行った。そして、開腹した際に初めて大腸ガンのあることが判明したのである。虫垂部の軽度肥大は、腹壁へガン細胞が浸潤したために起こっていたのだ。

腫瘍（原発巣）は骨盤や腹膜と癒着しており、さらに細かい腫瘍が腸間膜や大網全体に広がり、特に肝下面には密着している状態だった。手術を担当した医師は手の施しようがないと判断し、原発巣の腫瘍を摘出しなかった。言うまでもなく、本橋さんは末期ガンに冒されていたのである。余命はおよそ6ヵ月と診断された。

病気になって以来、その症状や治療法を調べ、当然ながら医学知識も持っていた本橋さんは、病気について自分自身が正確に知ることを希望した。病院側でも病名を告知し、進

大腸ガン改善経過

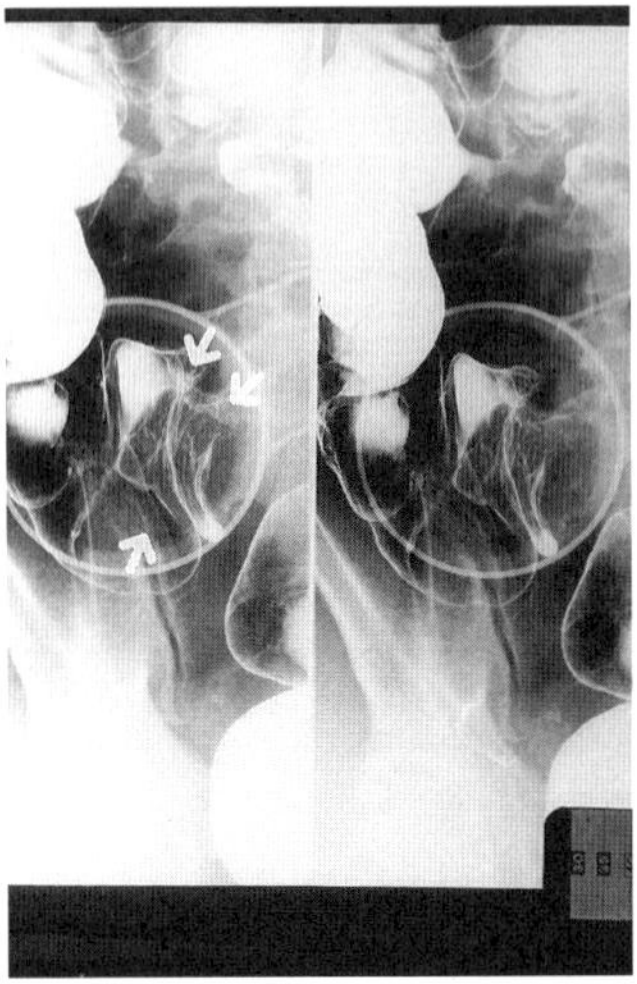

写真 4

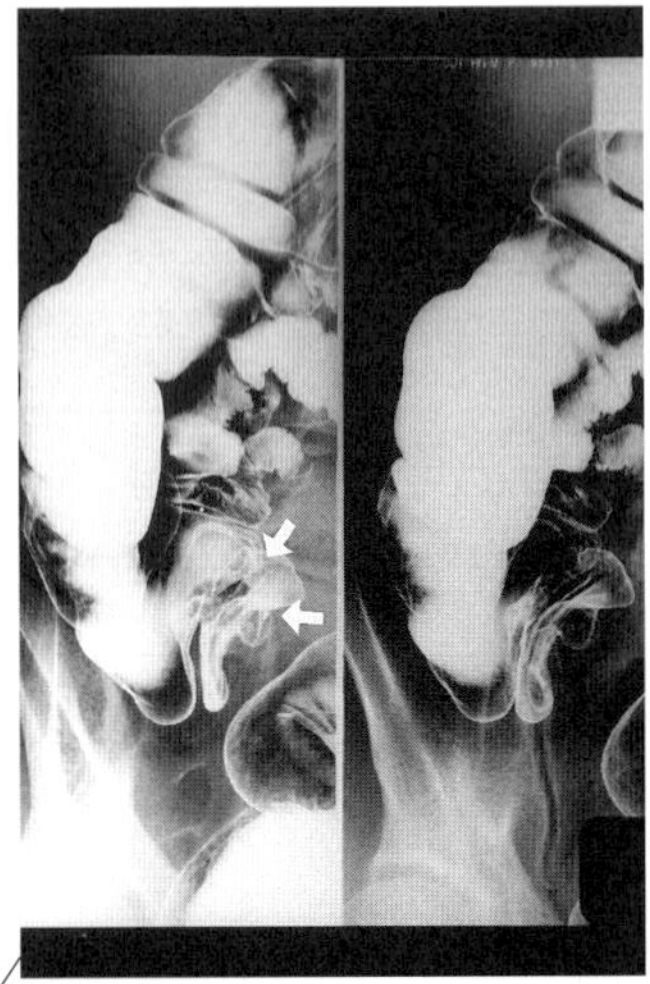

写真 5

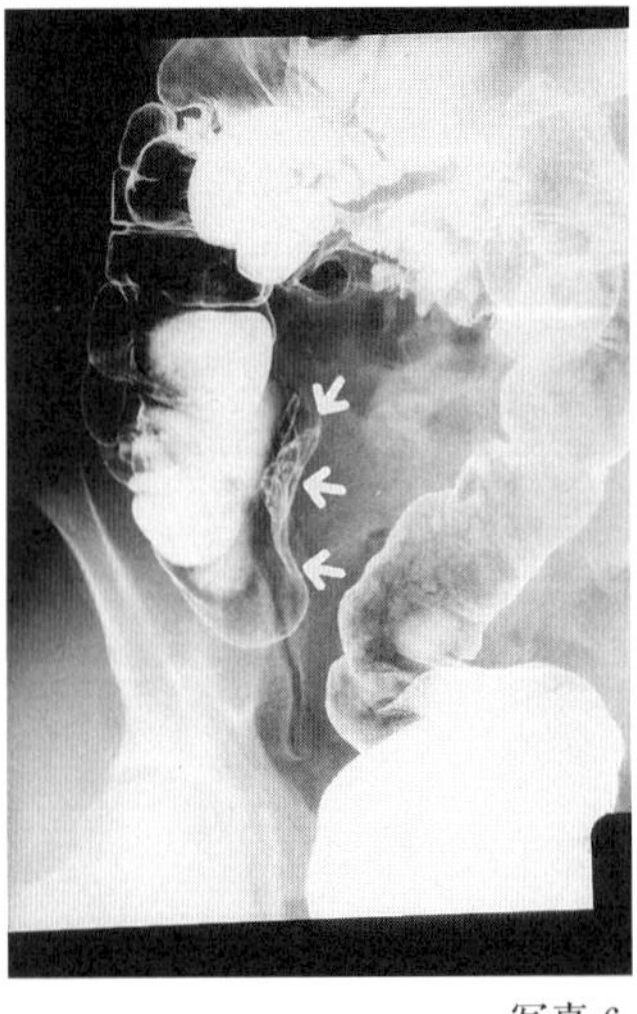

写真 6

写真 4　大腸透視所見
1997年５月21日　矢印は大腸ガンの部位を示す

写真 5　大腸透視所見
1997年12月25日
矢印は原発巣を示す

写真 6　大腸透視所見
1998年３月17日の所見　X線計測では、４か月間で30％の減少を認める。

〔人体科学、1999年：第８巻、第２号掲載〕

行度をその都度報告することを約束した。

手術後2週間は抗ガン剤の投与が行われたが、本橋さん自身の希望で以後は中止された。

6月からは食事療法、免疫療法、漢方薬などによる治療と並行して、ＡＳＴ気功治療が開始された。ＡＳＴ気功をよく知り治療師の免許を持つ主治医にすすめられたからである。

8月末からはＡＳＴ気功を治療の柱とし、厳しい食事制限や大量の内服薬治療は少しずつ減らしていった。

ＡＳＴの治療は週4～7回、1回あたり1～4時間行った。治療個所は腹部と肝臓。コロナ、剣、透析の各技法とプレート・テクニックスでガンの破壊、消化管の通過の促進、機能改善を図った。

原発巣の腫瘍は、4月の手術後は触診でも右下の腹部にわずかに認知される程度だったが、8月にはより明確にわかるまでになり、触診で最大径が約60ミリと認知されるまでになってしまった。しかし、ＡＳＴ気功治療を柱にした治療でしだいに縮小させることに成功し、11月には触診によって認知できないまでになった。

これらの治療経緯を示す検査記録がある。超音波検査影像と大腸透視所見である。

ＡＳＴ気功治療を始める前の8月13日、定期的に行われていた超音波検査で肝右葉前下に15ミリの新たな転移巣が発見された。さらに18日、輝度の高い雪だるま型の腫瘤陰影が認められた（写真1）。ＡＳＴ治療の集中治療を行った翌々日の20日の検査では、陰影がわずかに増大しているが、輝度が低下している（写真2）。その後の超音波検査では増大と縮小をくり返しながら、陰影はしだいに淡くなり、ついには影像上は認められなくなった（写真3）。

大腸所見でも、腫瘍が縮小している様子がわかる。写真6では、前回に比べて腫瘍径（高さ）が約30パーセント小さくなっている。

その後、本橋さんは9月に退院、職場にも復帰し、入院前と変わらない生活を続けることができるようになった。退院後もＡＳＴの治療を連日のように受け、病気とも果敢に戦い続けた。しかし、退院から7ヵ月後の10年4月、ガン性腹膜炎によって食事の経口摂取が不可能になり、再入院。ＡＳＴ気功治療も続けられたが、この時期は本橋さんの苦痛を和らげる緩和ケアに徹した。

残念なことに11年1月、本橋さんは帰らぬ人となった。しかし、最初の手術の時点で6ヶ月と宣告された命を、ＡＳＴ気功治療によっておよそ1年6ヶ月も延命したのである。退院した約7ヶ月の間は通常の生活をし、病院勤務も続けた。また、末期に発症した肺炎においても、モルヒネ、向精神薬、ステロイド剤、酸素投与などでは改善できない呼吸苦を、ＡＳＴによって軽減し、安静を与えることができた。

人間が人生の終わりを迎えるその時も、ＡＳＴ気功による治療が大きな役割を担ったのである。

ガン患者をお持ちのご家族の方へ

ガンはＡＳＴで3年以上学んだ気功師が治療するというのが、ＡＳＴの原則です。では、身内にガン患者を抱えていて最初からガンを治したいという動機でＡＳＴ気功研修会に入会したとき、ガンに対応できるのかという疑問があります。またＡＳＴで1年間学んだ時に、親兄弟、身内がガンとわかったならば、ガンを治せるのかという問題があります。入会してきてすぐに、あるいは1年間研修を受けたくらいの時でも、ＡＳＴはガンを治すことができます。ガンの技法だけを集中的に受ければ、1年でもガンを治すことは可能となるからです。たとえば1年間学んだ人のレベルで、3人もの身内の肝ガンを治したという実績があります。そのうちの一例では、だいたい20ミリの肝ガンを治したというものでした。身内の場合には、十二分な治療がなされて助かったという利点もあります。身内の場合、朝から夜にまでわたる多くの時間を治療に割くことができるからです。ＡＳＴのガンの技術を持った人間は、レベルが低い人であれば低い量を、レベルの高い人は高い量を治していきます。１年間学んでＡＳＴのガン治療の技術を持った人の力量はやはり１年のものであり、10年間学んだ人は10年の力量があります。つまり、もっているレベルに相当するだけガン組織を消滅させているのです。したがって１年間学んだだけの人でも、身内のガン患者に付き添いながら多くの時間をかけた結果、ガンを治したということで、ＡＳＴではそういう対処法もあります。

　ＡＳＴのガン治療の記録は学術的に学会で証明されています。日本でも世界でもガンをこれだけ治したという記録は、ＡＳＴ気功以外に存在しません。他の治療技術では、このＡＳＴ気功の10分の１にも20分の１にもいかないはずです。

　ガンは、予後のケアも重要な病気です。身近にいるご家族の方がＡＳＴを習い、ガン治療及び転移、再発の予防に当たるということを真剣に鑑みていただきたいと私は常々考えています。

第二部

難病治療におけるＡＳＴ気功

ＡＳＴ気功は難病に対して、対症療法と治療法が存在する

近年、難病と称される病気が世界中で増加してきました。その背景には、薬剤の発達、合成化学食品、大気汚染などが考えられますが、人体にどのような影響があるのか、いまだ解明には至っていません。日本においては、膠原病、クローン病、潰瘍性大腸炎、パーキンソンなどの難病といわれる病気が増加傾向にあります。

難病の治療に対して西洋医学は、治療法そのものがほとんど存在しません。症状を改善する対症療法以外にないのが実情です。対症療法からある程度治療につながる病気もなかにはありますが、難病は対症療法のみに終始しています。

ＡＳＴは難病に対して、対症療法と治療法の両面から対処するという形態をとり、必ず西洋医学と併用していきます。

ＡＳＴが第一に行うのは対症療法です。患者の痛みや苦しみであるその症状を取ることにまず精力を注ぎます。痛みや苦しみが、患者の精神状態に直結するからです。症状の起きた場合、熱が出たら熱をさげ、潰瘍ができたらその症状の原因を追究して治していきます。

対症療法を行い、その後に治療法をＡＳＴでは行います。難病に対する治療法の焦点は、作用基序の解明している病気はその作用基序を考慮することに置きます。しかし、難病は作用機序が明確でない場合があり、現在の症状がなぜ起きるのか解明されていない場合も多いのです。東洋医学的な考えとして、疾患部が重症であるほど筋力が落ちて、血流は悪くなるというのが、どの疾患においても共通する現象です。難病に対処する場合は、痛み、むくみ、浮腫など、どのような症状が出ているかを診ていきます。またＡＳＴは人体の基本的な構成のどの部分に由来する病気かを見ていき、細胞ならば細胞に、血液ならば血液に、骨ならば骨の病気に合わせた気で、患部に働きかけていきます。疾患部の対症療法をしながら、筋力を上げ、血流を上げて治していくことが治療法につながります。ＡＳＴは、対症療法に終始することなく治療法までを常に考慮した形で治療を行います。

難病に対しての治療目標――良好効果、進行停止――

ＡＳＴには多くの難病患者が訪れます。では、難病を治そうとするときに治療目標をどの辺りに定めるのでしょうか。

ＡＳＴの治療目標は、早期完治、良好効果、進行停止、この３つを一つの基準とします。しかし難病患者の場合、早期完治の状態にもっていけるかどうか、なかなか難しいものです。

良好効果と進行停止は難病に関して常に考慮します。治るとしたら、できるだけ早く治しなさい。どんな病気であれ、難病であれ、早く治せるものならば、できるだけ早く治すというのがＡＳＴの本来の姿勢です。しかし、治そうと思ってもなかなか早く治らないのが難病です。

難病では、良好効果が出たかどうかを確認します。気功師も十分な認識が必要で、逐一患者に知らせていきます。どのような技法によっていかなる良好な効果がいつ出たか、どう変化したかを、必ず克明にカルテに記載します。

難病は、常に３ヶ月を基準に治療経過を確認します。ただし症状の改善は半年を単位に見なければならない場合もあります。膠原病は１年単位で病気の経過を観察します。難病の改善が見られない場合、治療に使う技法が合っているか、治療した（＝治した）量が適切かを検討します。週１回の治療で追いついていないとしたら、３日に１回にＡＳＴの回数を増やすなどの検討が必要です。ただし、難病は、なかなか良い結果が出ずに同じ状態が続くという場合があります。いわゆる病気が膠着状態にあり、進行は停止しているものの、それ以上の進展が望めない状況にあります。患者本人にもわかりませんが、治療師も見極めが非常に難しいため入念に検討します。

実際にあった例ですが、患者から「ＡＳＴを続けても一向に治らないから、治療を止めたい」という申し出がありました。治療を中止して1年後に訪れたとき、以前であれば普通に生活できたのが、やっと歩ける状態にまで病気は進行していました。これはＡＳＴの治療速度と病気の進行速度が一致していたために、病気が治らなかったということです。患者に50％の責任がありますが、治療と進行速度が一致しているから、治療回数を増やせば大丈夫だと言わなかった私にも50％の責任があるといえます。以後、彼女はずっと治療を受けています。

日本でも世界でも同じように、難病の数は千とも2千ともあると言われています。しかし、いくら原因の不明瞭な難病であっても必ず何らかの傾向があります。難病の対策をまったく立てることができないということはありえません。どんな難病であろうとＡＳＴ気功には対症療法と治療法が存在しており、病気治療に対処します。

ＡＳＴ気功における難病の限界とは

ＡＳＴにおける治療の限界とは、器質的な疾患に対して不可能なことです。器質的な疾患とは、事故が原因で小指が動かなくなったというようなケースです。小指の組織である神経系統が切れたことが動かない原因で、切れてしまったもの、なくなったものに対しては治せません。ただ病気において器質的疾患と症状の概念を判別することが非常に難しい場合があります。ここまでは器質的疾患というべきもの、否そうではないのではないかということが多々あります。では器質的疾患をどこまでを器質的と定めるのか、いくつか例を上げて説明します。

耳が聞こえなくなったというのは症状であって器質的疾患ではありません。しかし、音を伝える神経系統が切れた場合は器質的疾患になります。切れていない時は治る可能性があると解釈してください。視力が落ちたのは症状であり器質的疾患ではありません。目に白内障が起きた場合は、病的な症状であって器質的疾患ではないので、治る可能性があります。あるいは、緑内障で視野狭窄が起きた場合でも、目の組織に異常がなければ治る可能性があります。

ＡＳＴ気功で治る可能性のないのが器質的疾患であり、これが治療の限界となります。ただし、症状として表れたものならば、どんなにひどく強い症状であっても、ＡＳＴ気功では治る可能性があります。

ＡＳＴ気功の難病における体験集

取材協力を得たＡＳＴ気功における難病患者の症例を紹介します。

1

〔膠原病〕

高熱と極度の筋力低下で、立つことも話すことも困難に。
副作用がなく安心できるＡＳＴ気功治療で健常者同様に回復。待望の子供も誕生。

●高島正利さん（36歳・仮名）

●治療担当　福島県・須田利昭治療師（ＡＳＴスダ気功クリニック）

身長１７６センチ、体重75キロ。11年前の高島正利さんは、体格もがっちりとしており、見るからに健康そのものといった青年であった。家庭を持ち、仕事もバリバリとこなす。休日にはサーフィンやウインドサーフィンを楽しむ海好きのスポーツマンだった。

最初に高島さんが異状を感じた場所は、アキレス腱だった。歩くたびに、あるいは足を押すたびに、音こそしないがアキレス腱が「ブチブチ」と鳴るような感じがする。同時に、反射神経が鈍って頻繁に転ぶようになった。さらに、転びそうなった時、（体を守ろうとして手を出そうとしても）自分の意思どおりに手が出ない。

やがて、筋肉痛はないものの、手足に力が入らなくなった。しゃがむ、立ち上がる、車の昇降、階段の上り降りなど、生活の中でのごく当たり前な動作が困難になり、自分の体を思いどおり動かせなくなってしまった。微熱が続く。体重は50キロと、大幅に減少。一時は、40度の高熱と極度の筋力低下のため、口もきけない状態になった。

病院に通い続けたものの、はっきりとした原因がわからなかった。病名は断定されず、薬の投与もなかった。病状は悪化する一方であった。

発症から５年が経過し、ようやく膠原病であることが判明した。しかし、その時には膠原病の合併症であるレイノー現象（手指の先端の血流が悪く、先端が潰瘍や壊疽にいたる恐れがあること）も起こしていた。

膠原病は、厚生省が特定疾患と認定する難病である。発病率は人口10万人に5～6人と、まれな病気である。体内の免疫異常からできた自己抗体が、自分の筋肉細胞を攻撃破壊し、それによって、高熱が出、筋肉が減り、筋力も極度に減少する。なぜ、こうしたことが起こり、特定の人に発症するのかは、いまだに不明である。

膠原病に対する西洋医学の治療は、副腎皮質ステロイド剤の投与が中心となる。その他、血液検査でＣＫ値（筋破壊酵素の値）が高くなれば、免疫抑制剤を投与し、筋肉細胞を破壊する抗体を抑え込む。

しかし、こうした薬剤の投与は副作用を生む。免疫低下による感染症、合併症である。たとえ、ちょっとしたカゼや疲労でも、免疫が低下しているため体に大きな影響をおよぼす。日常生活の中でも、常に注意を払って、自分の体を守り続けなければならない。

高村さんは入院し、膠原病と闘った。そのかいあって症状は落ちつきを見せ、体は生活の中で最小限動かせるまでに回復。5ヶ月後には退院することができた。

「家族はいつも明るく、私の話相手になってくれました。おかげで、気が滅入ることもなく闘病生活を続けることができました。でも、一番つらかったのは、好きなスポーツがまったくできなかったことですね。自分の体さえ自由に動かせないのですから、時にはいらだってしまうこともありました」。

　そんな高村さんがＡＳＴ気功を知ったのは、退院してから6ヶ月が経過したころである。知人のすすめでＡＳＴ気功についての説明を聞き、病院での通院治療と並行してＡＳＴ気功治療を試みることにした。

「西洋医学では、膠原病に対する確実な治療法はいまだに確立されていないのが実情です。ＡＳＴ気功の治療も確実に治るとまでは断言できませんが『治療における副作用がまったくなく良好な結果を十分望めます』と、私から高島さんに説明しました。まずは、副腎皮質ステロイドの投与量を少しずつ減らすこと。それを目標に治療をスタートさせることになりました」と、治療を担当した須田治療師は言う。

　ＡＳＴ気功治療は2週間に1回。「本当はもっと回数を増やしたかったのですが、仕事の都合でこのペースになりました」と高島さん。治療個所は肺、脊髄（第7番胸椎を中心に脊椎全体）、腸骨、心臓（血液）で、コロナ、血液浄化、透析、火の各技法を用いて行った。

　治療を開始したのは平成10年6月。このころは、仕事で無理をしなくても、毎日疲れが残り、足や肩の筋肉に痛みがあった。ＣＫ値は４００（正常値は１６０）。副腎皮質ステロイドの投与量は15ミリグラム。治療後、高島さんには強い眠気やだるさが表れたという。「これは、好転反応です。治療がその人に非常に効いている場合、治療直後にこうした反応が表れるのです」（須田治療師）。また、治療直前に、腰など体の部分的な場所が砂袋をのせられたような重みを感じ、治療に入るとそれがすぐに消えてしまったという。「治療後は、手や指の先までポカポカするほど温まり、とても気持がいいんです。ＡＳＴ気功治療を受けてみて、感覚的に自分に合う、と思いましたね」（高島さん）。

７月に入り、レイノー現象が改善されてきた。ＣＫ値は３８０。副腎皮質ステロイド投与量は14・５ミリグラム。治療は同ペースで継続する。

11月、通算で10回の治療を受けたこの時点で、足、筋肉の痛みが消えた。ＣＫ値は３２０。副腎皮質ステロイド投与量は10・５ミリグラム。

平成11年５月、ＣＫ値は３２０。副腎皮質ステロイド投与量９・75ミリグラム。

８月、ＣＫ値は３２０。副腎皮質ステロイド投与量９・５ミリグラム。

11月、ＣＫ値は３２０。副腎皮質ステロイド投与量９・25ミリグラム。

こうした経過を見てみると、治療を重ねるごとに病状は回復し、データ的にも良好な結果が出ている。「その後、平成12年２月にはＣＫ値３１０となり、副腎皮質ステロイドの量は５ミリグラムになります。ＣＫ値の下降、副腎皮質ステロイドの投与量の減少は臨床例としてもまれですね」と、主治医もおどろきのコメントを寄せている。

体の部分的な筋肉痛はすべて消えた。合併症であるレイノー現象も相当改善された。生活でも、仕事でも疲れが残ることがなく、ごく普通の生活が送れるようになった。

ＡＳＴ気功治療には副作用がない。これが、非常に安心感を与えてくれた、と高島さんは言う。病気と闘い、副腎皮質ステロイドの投与を続けてきた体験を持つ者にとって、体も心も癒されるＡＳＴ気功は、救いとなっていたのだ。

現在では、日常生活は健常者と変わらない。犬を飼い始め、長年待ち望んでいた赤ちゃんが誕生した。病気を克服し、愛する家族とともに健やかに暮らす。一家の大黒柱として、決意を新たにしている高島さんである。

2 〔慢性関節リウマチ〕

関節の痛みで、座ることも腕を上げることも困難な体に。ＡＳＴ気功治療によって健康体を取りもどすことに成功。励ましてくれた治療師に感謝。

●川上昇さん（52歳・仮名）

●治療担当　千葉県・鹿子正己治療師（自然療法京葉クリニック）

睡眠は4時間。食事は2食で、しかも夕食は毎晩11時～12時にとる。酒は毎日2合、タバコは50～60本。これが、発病前の川上昇さんの生活である。こうした不摂生な生活がたたったのだろうか。やがて体に異状が起こりはじめた。

川上さんの膝関節にときどき痛みが出るようになったのは、平成9年2月ごろからである。その数ヶ月後からは常時痛みを感じるようになり、さらには全身の関節に痛みが走るようになった。

病名は慢性関節リウマチ。原因は不明とされている。関節の痛みの他、腫脹《しゅちょう》、朝に体がこわばるなどの症状がでる病気で、重症になると日常生活に大きな支障が出てしまう。さらに症状が進行すると、骨や関節軟骨が侵食され、関節が変形してしまうこともある。

川上さんも、10年夏ごろからしだいに両手両足の関節すべてに腫れが見られるようになり、体のこわばりが終日起こるようになった。11年になってからは特に関節痛がひどくなり、腕も上がらなくなってしまった。ワイシャツのボタンかけや、ネクタイを結ぶなど着替えをすることさえも困難であった。こうした痛みの苦痛や不眠などが原因で、発病前に

71キロあった体重が51キロまでに減少してしまった。また、血糖値もやや高かった。痛みはしだいにひどくなり、歩くことも困難になった。姿勢も悪くなった。そして、何よりも座ることができなくなってしまったのである。日常生活に支障をきたし、今までのように普通のことが普通にできない。川上さんは、いらだちと不安を常に感じていた。

川上さんが通院していたのは、ＡＳＴ気功を病気の治療に併用する千葉県内の私大系病院（治療師の勤務先）である。病院では、ＰＮＦ（感覚受容器を刺激して神経や筋の働きを高め、身体機能を向上させる運動法）とアイソメトリックトレーニング（筋の長さを変えないで張力を発揮させる筋収縮トレーニング）などのリハビリ療法とともに、ＡＳＴ気功の治療が行われることになった。

ＡＳＴ気功の治療を開始したのは、11年4月下旬である。症状からは、当初、集中的に治療を行う必要があると思われたが、川上さんの仕事の都合で1週間に1回のペースとなった。以後、9月上旬まで同じペースで計15回の治療が行われた。

治療個所は疼痛のある関節すべて、頸椎、肩甲骨、胸椎から腰椎にかけてと、左右の腎臓、心臓（血液）、膵臓（血糖値が高かったため）、肝臓（薬の副作用が一時あったため）、頭部（不眠とストレス解消のため）である。疼痛部に面および止めのカイロ、頸椎調整、リハビリのための機能カイロ技法が用いられた。さらに、コロナ、血液浄化、透析、糖尿病インスリン分泌のカイロ、副腎ステロイドのカイロ、筋力アップのカイロの各技法が用いられた。

治療を始めて２ヵ月半、７月半ばから痛みが軽くなり、ほとんど感じないまでになった。そのため、使い続けていた痛み止めの座薬の使用を停止。ＡＳＴ気功とリハビリの成果で、弱くなっていた握力もほぼ正常値にまで回復した。リウマチ患者が高い値を示す血沈値も一時は１３５ミリまであったが、このころには35ミリまでに低下（その後15ミリまで低下。正常値は男性で10ミリだが、15ミリ程度であればほとんど心配がない）。四肢の関節の痛みはほとんどなく、歩行もスムーズにできるようになった。歩行する時の姿勢も発病前のように背筋がピンと伸びている。

痛みがなくなり、以前の健康な体にもどるにしたがって、不眠や精神的ないらだちもなくなっていた。体力づくりや規則正しい生活も心がけるようにもなった。現在では毎日３千～５千歩あるくようにしている。

「体が思うように動かなくなり、一時はどうなることかと思ったものです。今はまったく関節の痛みもなく、仕事にも集中できるようになり、将来への不安もなくなりました。ＡＳＴ気功治療との出会いに、そして、精神的に支えてくださった治療師の鹿子さんに心から感謝しています」。

病気になって初めて健康であることのありがたさを実感したという川上さんである。

3
〔パーキンソン病〕

両手が動かず、顔の表情もまったくなくなるほどの重症。ＡＳＴ気功治療で手足のしびれがなくなり、顔にも元の表情がもどった。病院でも完治と診断。

●市原恵子さん（48歳・仮名）
●治療担当　鈴木真明（St.コロンビア大学）

今から8年前のこと、市原恵子さん（当時40歳）は、パーキンソン病にかかってしまった。この病気は徐々に悪くなっていくケースがほとんどだが、市原さんの場合、2年前に病状が急激に悪化した。これは、きわめて珍しいケースであるという。

右手がしびれて茶碗さえ持てない。左手にもしびれがある。顔面も麻痺し、顔の表情がまったくないという状態だった。上半身にしびれや麻痺がくるタイプで、下半身にはそれほどひどい症状は出ていなかったが、本人としては歩行することも苦痛に感じていた。

市原さんは福島県内に住んでいたが、治療のために東京に転居し、国立大学付属病院に通院した。その病院にはパーキンソン病の権威といわれる医師がいたからである。

しかし、西洋医学ではパーキンソン病に対する決定的な治療は存在しないと言われている。病院で医師の診療を受けながら闘病を続けていた市原さんだが、回復のペースも遅く、いらだちを感じていた。

ＡＳＴは知人から聞いて知った。かねてから他の治療も試してみたいと考えていたため、すぐに治療師の鈴木氏のもとを訪ねた。

「その時の市原さんの顔は表情がなく、まるで能面のようでした。両手が思うように使えなくて、毎日の食事にも介助が必要だったそうです。緑茶が大好きだそうで、『早く病気を治して、自分の手でお茶が飲めるようになりたい』と言っていたのが印象的でした」（鈴木治療師）。

市原さんに対する気功治療は月に2回、1年間行われた。治療個所は両手、後頭部と心臓。コロナの技法と筋力を上げる治療法が用いられた。

治療を始めてから4ヵ月後、ついに自分の手で茶碗を持つことができるようになった。何年ぶりかで、人の助けを借りずに自分で大好きなお茶が飲めるようになったのである。

7ヵ月後、両手のしびれもかなり解消し、自分ひとりで食事がとれるようになった。そして、しだいに顔の表情が変化するようになった。

10ヵ月後、歩行がずいぶん楽になった。

そして、治療を始めてから1年後、顔の表情が健康なころと同じようになり、両手のしびれもまったくなくなったのである。歩行は多少の困難はあるが、ひとりで自由に歩くことができるようになった。

病院で検査、診察したところ、パーキンソン病は完全に治っていることがわかった。大学病院の医師もこの結果に「2年間で急激に悪化したから、劇的に回復したのか……。不思議だ、あり得ない」と言った。市原さんは医師に遠慮してAST気功を受けていることは伝えていなかったため、医師が不思議に思ったのはなおさらである。

AST気功の治療を1年間続け、終了した後も、パーキンソン病の症状が出ることはまったくない。自分の手で食事も食べられる。食欲も旺盛でよく食べ、体力も回復。元気な毎日を過ごしている。

4

〔肺気腫症・心筋梗塞〕

入退院を繰り返していた重症の肺気腫と心筋梗塞をＡＳＴ気功で克服。
現在もＡＳＴ気功をライフスタイルに取り入れ、充実した毎日を送る。

●斉藤清さん（73歳・仮名）
●治療担当　福島県・石川陽子治療師（ＡＳＴ石川気功治療院）

大勢の社員の先頭に立って指揮をとり、長年、会社の経営に取り組んできた斉藤清さん。二十代のころ、肺結核を患ったことはあったが、それもすでに完治しており、体で特に悪いところはなかった。健康についてのマイナス要因といえば、タバコや酒の量がかなり多いことぐらいだった。

しかし、歳をとってからも若いころ同様に（タバコや酒などの）不摂生を続ければ、体の弱い場所に影響が出る。平成４年、還暦を過ぎた62歳の時、急性肝炎となって約１か月間入院した。さらに、その翌年の１月には急性肺炎と肺気腫症で約２か月間入院。若いころ思った肺に、再び病気が出たのだった。

特に肺気腫症はかなりの重症であった。呼吸する力が衰えており、たとえ退院しても常時酸素ボンベに頼らなければならないほどであった。企業のトップとして精力的に活動したい斉藤さんにとっては、酸素ボンベとともに安静にしていることなど、とても考えられなかった。どうしても、この病気を良くしたい…。毎日、そのことばかりを考えていた。

そんな入院中のある日、見舞いに訪れた知人から斉藤さんはＡＳＴ気功について話を聞いた。しかも、その知人が治療師であったこともあり、治療を決意。退院直後の平成5年3月から、ＡＳＴ気功の治療をスタートさせたのである。

石川陽子治療師は、肺気腫症のための治療を斉藤さんに施した。肺に対して、体の裏と表の両面からコロナ、血液浄化、火、カイロ、プレート・テクニックスの各技法で治療した。ＡＳＴ気功の治療は週1回。治療を重ねるごとに斉藤さんの肺の調子は良くなっていった。「治療を始めるととても気持ち良くなるようで、いつもすぐにグーグーと寝てしまわれていました」と、石川治療師。

しかし、思いもかけないことがおこってしまった。平成8年4月、突然、自宅で斉藤さんが倒れてしまったのである。病院に運ばれ、あやうく一命はとりとめたが、急性の心筋梗塞であることが判明した。

「肺が悪いことはわかっていましたが、まさか心臓もおかしくなっていたなんて…。おどろくと同時にひどく落胆してしまいました」と、斉藤さん。

それまでは、病院でもＡＳＴでも肺気腫症に対する治療しかしていなかった。さらに悪いことには、肺気腫症で肺の機能が低下しているため、心筋梗塞の手術（バイパス手術）を受ける体力がなかったのである。斉藤さん自身も手術を望んではいなかったが、本来、めざましい回復をするためには、手術を受けなければならないケースである。

冠動脈を拡張するための手術であるＰＴＣＡやステントを入れる他、投薬で治療が行われたが、病状が悪くなれば入院し、回復すれば退院するというくり返しだった。

斉藤さんは、肺気腫症でＡＳＴ気功治療が自分の体に合うことを実感していたこともあって、石川治療師に心筋梗塞の治療も依頼した。

「血液に直接働きかけることができるＡＳＴ治療は、循環器系の病気に非常に効果が高いという実績を持っています。これまでの肺に加え、心臓と頭に対しても、治療を行うことにしました」（石川治療師）。使った技法はコロナ、血液浄化、火の技法、カイロ、プレート・テクニックスである。

ＡＳＴの治療を続けてからというもの、心筋梗塞の病状は落ちついてきた。倒れたり、急に痛みが出るといったこともしだいになくなってきた。「急に痛みが出た時には、近所に住む石川さんにまず連絡し、ＡＳＴ気功治療をしてもらいます。すると、かならずスーッと痛みが消えていくんですよ。石川さんには『念のために病院にも行ってください』とも言われるのですが、ＡＳＴ気功が非常に効果的なので、絶対的に信頼しているんです」（斉藤さん）。

ＡＳＴ気功治療を続けることによって、まず肺気腫症の症状が回復してきた。息切れがしなくなり、肺活量の検査でもデータは大幅に改善された。レントゲンを撮ってみると、それまで肺に写っていた影もきれいに消えていた。それは、どの段階で正常になったのかわからないほどの自然な治り方であった。

さらに、11年9月、主治医から心筋梗塞が治ったことが伝えられた。「主治医のＸ先生は心臓血管外科でも有数な名医で、今までに数多くの症例を扱ってきているそうですが、私のような病歴を持ち、ＰＴＣＡ6回、ステント挿入2か所、カテーテル検査12回などという例は初めてだったそうです。それにもかかわらず完全に治癒したことに、先生は非常におどろいてました」。

斉藤さんの治療のための入院は平成9年の夏までで、それ以降は年に2回、検査のための入院をしている。これまでの検査で異常が出たことはまったくない。現在処方されている薬も、血液の改善や心拍を正常にするためのもので、心臓の治療に関するものはひとつもない。

症状がすぐれず入院している時は、社員に対する指示を病室で行ったこともあった。健康に自信が持てず、悲観的にもなった。しかし、今は毎日会社で精力的に仕事に取り組み、社員に檄をとばす。社業に専念できることが何よりもうれしい。休日には大好きなゴルフを楽しめるほど、丈夫な体になっている。

ＡＳＴ気功の治療は、斉藤さんのライフスタイルの一部になっている。今では、健康になることと病気の予防のため、積極的に毎週土曜日に治療を受ける。長期出張に出かける時などは、その前後に集中して治療をしてもらう。軽い脳梗塞にかかり、更年期障害に悩まされていた奥さんも、斉藤さんのすすめでＡＳＴの治療を受け、症状が緩和したという。

「ＡＳＴ気功は、奇跡ではありません。血液や臓器に直接働きかけ、自然治癒力を高めてくれる科学的な治療であると信じています。私にとっては、治療師である石川さん、そしてＡＳＴ気功との出会い。それこそが奇跡であったと言えるかもしれません」。

ＡＳＴという存在は、斉藤さんの中で、大きなパワーとなっているようだ。

5

〔肺気腫症〕

肺気腫症と診断され、退職さえも覚悟。残りの人生は不安でいっぱいに。
短期間に集中して行った11回のＡＳＴ気功治療で、おどろくほど簡単に完治。

●天野和夫さん（63歳・仮名）
●治療担当　福島県　田村正男治療師（仮名）

千葉県内に住む天野和夫さんは、ごく一般的なサラリーマン。特に頑強な体の持ち主というわけではないが、これといった大きな病気をしたこともなく、40年間にわたって会社に勤務し続けていた。20歳代から喫煙をする習慣があったが、それによって健康に変化が生じることもなかった。

しかし、平成10年に入ったころから、天野さんは体に倦怠感を覚えるようになった。呼吸も時々苦しくなる。そのため、病院へ行って診察を受けることにした。

入院して精密検査を行ったところ、肺気腫症であることが判明した。「忘れもしない3

月3日、ひなまつりの日でした。それまでほとんど病気になった経験がなかったものですから、もう目の前は真っ暗です。長期間治療をしなければならないのだろうか、まだまだ働きたいのに会社を辞めなければならないのだろうかなどと考え、頭の中は残りの人生に対する不安でいっぱいになりました」。

　肺気腫症は、呼吸器の最末端にある肺胞や肺胞道が膨張しすぎて弾力性を失い、収縮できなくなって体内への酸素補給が妨げられる病気である。慢性の進行性疾患で、その進行の早さは人によってさまざまだ。一般的に、まず息切れしやすくなり、ぜん鳴やせきも出るようになる。病気が進むと、酸素不足のために爪やくちびるなどが紫色になり、少し歩くだけで息切れや動悸が激しくなる。顔や足にむくみも出る。

　天野さんの場合、階段を上る時や、坂道を歩いている時に息切れがおこった。また、安静時でも、ときおり呼吸が苦しくなることがあった。

　病気の原因として考えられるのは、第一に長年にわたる喫煙である。天野さん自身の喫煙暦は約40年だった。その他、大気汚染や刺激性ガスの吸入、肺組織の老化、急性の炎症や慢性気管支炎なども発症の原因となる。気道感染を繰り返すと急速に症状が進むため、冬のインフルエンザなどには特に注意しなければならない。肺の予備能力がないため、肺炎などにかかるとあっけなく死亡することもあるからだ。

西洋医学では、肺気腫症の根本的な治療法は確立していない。そのため、治療する上で目標にするのは進行をくい止めることで、現時点での症状を悪化させないことが重視される。完治は困難である。

「医者からは『肺気腫は治らない病気です』と告知されました。勤務を続ける自信を失い、一時は退職を願い出ようとしたほどです」と天野さん。

そんな状況の中で、天野さんは親戚にＡＳＴ気功の治療師がいることを思い出した。

「ＡＳＴ気功というものが病気の回復にどれほど効果があるのだろう…と、正直言って私自身、最初は心配でした。でも、身内の者が治療してくれるのですし、他に頼れる治療法もなかったので、ＡＳＴ気功の治療を受けることにしたんです」。

治療を担当した田村正男治療師は、ＡＳＴ気功の治療が、これまでに多くの肺ガン患者の治癒実績を持っていること、また、そのことから肺気腫症に対しても良い結果が得られることを確信していることを、天野さんに説明した。

天野さんがＡＳＴ治療を開始したのは発病後、1年5か月が経過した時点であった。自宅は千葉、治療院は福島と離れていることもあり、治療は短期間に集中して行うことになった。1日の治療時間は2時間。左右の肺に対して、コロナ、透析の技法による治療とプレート・テクニックス（肺の血流増加、筋力のアップ、止め・絞りを行うためのもの）を施した。

最初の治療は8月1日から6日の連続6日間。8月2日、2回目の治療を受けた後、安静時における呼吸困難が解消された。

約2週間後、天野さんはお盆休みを利用して8月15日から19日までの連続5日間、治療を受けた。

通算で11回の治療を終えた直後、天野さんはかかりつけの病院で検査を受けた。Ｘ線撮影検査でも異状はまったく認められず、「完治しました」との診断を受けた。ＡＳＴ気功治療を受けていたことを話すと、「ＡＳＴ気功の話はよく聞きますが、よく治るものですね」と主治医も感心していたという。

「本当にびっくりしました。病院だけに通っている1年5か月もの間、治ることのなかった病気です。それが、ほんの数週間、ＡＳＴ気功の治療を受けてみたら良くなってしまったんですよ。私自身、まさか、これほどあっさりと治ってしまうなんて、夢にも思っていませんでした」。今もおどろきを隠せないといった表情の天野さんである。

「一般的には、肺に関わる病気は『不治の病』といったイメージが強いですよね。でも、先ほど説明したとおり、ＡＳＴ気功による治療は肺ガンにも強い効果が認められているんです。肺ガンや肺気腫など、呼吸器系疾患においてＡＳＴ気功にまさる治療法はないですね」と田村治療師。

今はもう、天野さんが息切れや呼吸の苦しさを感じることはまったくない。体の調子もすこぶるいい。毎日会社に通い、仕事にはげむ。健やかに以前と変わりのない日々を送っている。

6
〔MRSA〕
喀痰培養から検出されたMRSAがAST気功で消滅した！

●花村みよさん（86歳・仮名）
●治療担当　ＡＳＴ気功研修生　愛知県・谷口千賀子さん（仮名）

ＭＲＳＡ（メチシリン耐性ブドウ球菌）は感染すると抗生物質が効きにくく、患者の抵抗力が弱いことから長期にわたり保菌者になる場合が多くあります。緊急入院した脳梗塞の母親がＭＲＳＡに感染したのを、１年間学んだＡＳＴ研修生が治した症例を紹介します。

一人暮らしをしていた86歳の花村みよさんは今年4月に右視床下部の脳出血を起こし、緊急入院となった。

担当医師から、花村みよさんはかなり危険な状態であり、たとえこの状態を持ちこたえても意識は完全に戻らないかもしれないと身近な親族に宣告された。

花村みよさんの娘の谷口千賀子さんは、たまたま自分の孫がひどいアトピーで苦しんでいるのをみて、それを治してあげたいという思いからＡＳＴ気功研修生として1年ほどＡＳＴ気功を学んでいた。

花村みよさんが倒れたその日はまったく意識のない状態であったが、幸いその翌日の夕方には意識が戻り始め、見舞いにきた家族に一言、二言返事ができるまでになった。それを見た谷口千賀子さんは、とにかくＡＳＴ気功治療を母親にできる限りやってみようと思った。病院側の処置がない合間をぬって、昼夜問わず時間のある限り、出血した右視床下部を中心に頭のコロナを始めたのである。

花村みよさんは出血の後遺症により左半身麻痺を起こし、自力で体を動かすことが困難となった。また、水分や食べ物などの飲み込みなども困難となり、鼻から管を入れて栄養分を補給する経鼻経管栄養《けいびけいかんえいよう》を開始することになっていた。

出血した患部は次第に安定し、血圧も良好にコントロールされていったが、熱が引かず、ついに花村みよさんは肺炎を合併してしまった。もともと患っていた肺繊維症に加え、今回の嚥《えん》下《げ》障害などにより、唾液や痰などの誤嚥から肺炎がなかなか治まらず、痰量も増えていった。脳出血発症から約3週間後には日和見感染によるＭＲＳＡ（メチシリン耐性ブドウ球菌）が喀痰培養から検出された。ＭＲＳＡとは、現在特にクローズアップされている院内感染の一つである。花村みよさんのように、高齢で、寝たきりの状態で全身状態の免疫力が落ちている場合、ＭＲＳＡに感染すると熱が引かずに肺炎も治りにくい。最悪の場合はそのまま生命に関わることさえある。そのため、谷口千賀子さんはさらに徹底して毎日可能な限り、脳出血の後遺症の治療に加えて、肺や、喉、気管支に対するＡＳＴ気功治療を行った。その結果、全身状態が安定し始め、急性期のような発熱は見られなくなった。さらに喀痰量は順調に減り、抗生剤などの薬も使用されなくなった。ＭＲＳＡが見つかってから2か月後の段階では、まだ咽頭培養でのＭＲＳＡは陽性であったけれども、緊急病院から療養型病院へ転院となった。それ以降も谷口千賀子さんは花村みよさんに対して気功治療を週に2、3回続けた。

　花村みよさんはもともと肺繊維症を患っていたため肺そのものが良い状態ではなかった。それに加えて、通常なら出血後嚥下障害があり、喀痰量が多い場合、経鼻経管栄養が維持できなくなることさえある。にもかかわらず、花村みよさんは次第に喀痰量が減りだし、肺機能そのものは維持され、経鼻経管栄養も続行することができたのである。療養型病院に転院した２ヵ月後の９月にはＭＲＳＡは咽頭培養でも検出されなくなった。その後、現在に至るまでＭＲＳＡは消失したままで、全身状態は良好である。

また、花村みよさんは発症直後、少しは話をすることが可能であったが、肺炎を患う頃には、相手の話は理解できるものの、本人が話すことはほとんどできなくなっていった。それを心配した谷口千賀子さんは花村みよさんの肺炎が治まり、全身状態が少しずつ回復するのを待って、発声のカイロという治療を花村みよさんに始めた。この治療は、脳出血や脳梗塞などの後遺症のために声が出にくくなった症状に対して行う方法である。その後花村みよさんは、発声は不可能だが、調子の良い時には一言、二言唇を動かして話すことが可能にまでなった。

脳梗塞や脳出血などに対するＡＳＴ気功治療は、発症後できるだけ早く治療を開始するのが原則である。治療開始が伸びるほど、患部の治癒が遅れることになり、後遺症の改善が妨げられるからである。残念ながら、花村みよさんは脳出血の後遺症によりほぼ寝たきり状態になってしまったが、現在の全身状態に安定するまでに肺炎やＭＲＳＡ感染など度重なる深刻な状態を切り抜けている。通常なら、年齢的なことやもともと患っていた肺繊維症などから、危険な状態になっていた可能性は十分にあるわけである。それにもかかわらず比較的早く回復し、調子の良い時には少しとはいえ会話ができるまでに至ったことは、谷口千賀子さんによるＡＳＴ気功治療の効果が存分に発揮された結果だと思われる。

7

〔糖尿病〕

糖尿病、胃潰瘍、十二指腸潰瘍、脂肪肝、不眠……。
完全にバランスを崩した体をＡＳＴで治癒。インシュリン治療も不要に。

●木下浩さん（42歳・仮名）
●治療担当　神奈川県・鈴木真子治療師（仮名）

都会に出て、14年。木下浩さんは、二十代という若さで独立し、小さな会社を興した。時はバブルの絶頂期。売り上げを伸ばして会社は急成長した。そのころはただがむしゃらに仕事に取り組み、自分の体のことを考えたこともなかった。

やがて、バブルが崩壊する。木下さんの会社も不景気の影響をもろに受け、売り上げは減少していった。銀行の融資が受けられない。数人の社員とともに奮闘し、細々と経営を続けはしたが、肉体的にも精神的にも疲れる毎日だった。

木下さんが自分の体に異変を感じるようになったのは、平成7年ごろのこと。極端に喉がかわくようになり、トイレも近くなった。また、80キロぐらいあった体重が少しずつ減少。友人からは、「会うたびに痩せていくな」と言われ、さすがにどこか体がおかしいのではないかと、不安を感じるようになった。

しかし、経営者としての生活が忙しく、時間的にも精神的にも余裕がなかった。自分の体の不調をごまかしながら過ごす日々。病院で病気だと診断されると、自分自身が弱気になってしまうのではないかという思いもあった。「『倒れるまでが、俺の限界だ』なんて思って、仕事に励んでいたんです」と木下さん。

生活は不規則で、食事はほとんどが外食かコンビニの弁当。仕事では常に過度のストレスを感じており、それを暴飲暴食で解消していた。睡眠は毎日平均4時間。慢性的な睡眠不足であった。移動はほとんどが車で、運動はしない。積み重なる過労。これでは、病気にならない方が不思議である。

やがて、喉の渇きと体のだるさ、手足のしびれが深刻になってきた。そしてついに「限界」が訪れる。平成10年の7月、布団から起き上がろうとすると、目がグルグルとまわり出したのである。危機感を持ち、すぐに１日人間ドッグに入ったが、その結果は散々たるものであった。

糖尿病、胃潰瘍、十二指腸潰瘍、脂肪肝、そして、とにかく血液の状態が悪い。医師からは「即入院」と、言われた。病から目をそむけてきた木下さんに下された厳しい現実。「ここまで体をいじめぬいてきたのは、私自身です。だから、この結果をただただ認めざるを得ませんでした」。深刻なのは、糖尿病であった。特に血糖値（以下、血糖値データはすべて空腹時のもの）の高さにはショックを受けた。なんと２５０を越えていたのである（正常値70〜１１０ミリグラム／デシリットル）。

８月10日に入院。それぞれの病気に対して治療が施された。毎日健康的な食事もとれるようになった。病院で採用されている運動療法のメニュー（ウォーキング、エアロバイク、パワーアップトレーニングなど）もこなし薬づけになることもなく治療は進められた。

しかし、なかなか病状は回復しない。入院から１ヶ月経過しても、血糖値は１４０あった。胃潰瘍はほとんど治っておらず、胃カメラの結果も思わしくなかった。そのため、退院は延期されてしまった。

回復が遅かったのは、よく眠れないということも原因だった。もともと不眠症の傾向があり、入院中もあまり眠れない。「数年前、車に乗っていて後ろから追突され、首と肩を傷めました。日によってはその部分の凝りが激しくて、眠れなくなることがありました」と木下さん。睡眠薬を処方してもらい、休むこともあったという。

治療に取り組むなかで、木下さんは運動療法の指導員であった鈴木眞子さんからＡＳＴ気功の話を聞いた。「ぐっすり眠りたい」という要望を伝えると、治療師の資格を持つ鈴木さんが、その場で短時間（５分間）、ＡＳＴ気功の治療をした（火の技法）。その夜は、睡眠薬を飲んでいないにもかかわらず、ぐっすりと眠ることができた。目覚めも爽快だった。まるで、奇跡のような出来事であった。この経験で、ＡＳＴの治療を受け続ければ、体のバランスを回復し健康な状態にもどせるのではないかと、木下さんは考えた。

「翌日『非常によく眠れました』と木下さんから報告を受けました。『短時間の治療なので、効果はそう長く続かないですよ』と伝えると、本格的な治療を依頼されました」と鈴木さん。

やはり、眠ることができたのは１日だけだったという。以後、１週間に１回のペースでＡＳＴ気功の治療を行うことになった。

治療個所は、主に膵臓と心臓。心臓は、血液の状態を良くするためである。また、肝臓や腎臓にも補助的に治療を行った。毎回使った技術は、コロナ、血液浄化、透析の技法である。時には火や寄せ（凝りをとる）の技法などで治療することもあった。

まず、首や肩に変化が表れた。あれほど感じていた痛みや凝りがまったくなくなったのである。夜もよく眠れるようになった。さらに回復は早く、入院から１ヶ月半後、木下さんは退院することができた。

退院する2週間ほど前、木下さんは担当医師からある提案をされた。インシュリンによる治療である。３ヶ月入院し、食事・運動療法を行って今の状態ならば、退院後、病状がもどってしまう可能性があるからというのがその理由だった。しかし木下さんは、「嫌です」と、きっぱりと断った。

インシュリン療法を拒んだものの、自分自身で対処できることは何もない。木下さんは鈴木治療師を訪ね、ＡＳＴ気功の治療効果に期待したいと伝えた。

「１ヵ月後に検査入院をして、結果が悪ければインシュリン療法を行うと、医師と約束していたそうです。私は、『結果については保証しかねます』と言った上で、治療を引き受けることにしました。木下さんの『ＡＳＴ気功の治療にかけたい』という思いに、私も応えたいという気持でいっぱいになりました」（鈴木治療師）。

退院後、検査入院までの１ヶ月間は週に2回の治療を行った。検査入院の血糖値は１００前後に安定。時には80台になるなど、検査結果は良好で、インシュリン治療も免れることができた。レベルは糖尿病予備軍にまで回復。インシュリン常用者になるかもしれないと言われた状態から、見事に復活をとげたのである。

定期的な血液検査でも、ヘモグロビンが正常値を記録した。血液の質も非常に良くなってきたと医師にも誉められた。担当医師も、ここまで改善できたことにおどろいた。

その後もＡＳＴ気功治療は週１回のペースで継続。管理栄養士でもある鈴木治療師は、食生活などの面でもさまざまな指導を行った。

木下さんは岩手県に転居し、この時にＡＳＴ気功治療は終了した。「本当は治療を続けたいのですが、残念なことに、近所でＡＳＴ気功治療を受けられるところがないんです。でも、今はとても体の状態が良くなりました。栄養バランスを考えた食事や、１週間に３〜４回の定期的な運動など、鈴木さんから指導していただいたことを守りながら生活しています」。

ＡＳＴ気功という治療法に出会えて、本当に良かった、そして誠心誠意、治療に取り組んでくれた鈴木治療師に心から感謝している、と語る木下さん。健康を取りもどしたことで弾みがつき、人生に対する希望が今、心の奥底から湧いてきているという。

8

〔糖尿病〕

10年を超える病院通いでも回復しなかった糖尿病。ＡＳＴ気功治療でインシュリン量は半分以下、歩行できる健康体に。

●山田フミさん（75歳・仮名）
●治療担当　東京都・斉藤浩治療師

東京都内に住む山田フミさんの体に異状が起きたのは今から18年前。突然めまいがし、倒れてしまったのである。それまでは、毎日家事をこなし、家族の世話をする普通の主婦で、体の中で調子が悪いところは特になかったという。

病院で診断を受けたところ、糖尿病だと診断された。この病気は、膵臓からのインシュリンの分泌が高度に、または完全になくなってしまうことが原因でおこる病気である。親族で糖尿病の人がいるなど遺伝的な素因を持っている人が、食べすぎたり、運動不足で肥満になったり、あるいはストレスなどを受けることで発症すると言われている。飽食にある現代、糖尿病に冒される人は増加する傾向にある。しかし、よく耳にする一般的な病気だからと言って、軽く見てはいけない。症状が悪化すれば数々の合併症を引き起こし、最悪の場合、命を落とすことさえあるからだ。

糖尿病の初期の症状は、深刻になるようなケースがほとんどない。具体的にあげてみると、空腹感や喉の渇き、疲れ、尿の回数が増える、足が疲れる、根気がなくなる、食欲はあるのに痩せてくる、傷口が化膿しやすい、感染症を起こしやすく治りにくい、足がしびれるなどである。これら一見軽い症状が曲者で、本人が気づかないうちに病状を悪化させてしまうのだ。発病してから10年ほどが経過すると、合併症などさまざまな症状が見られるようになる。

では、症状が進行して合併症が表れた時、どんなことになるのだろうか。

たとえば、突然倒れる。これは、まさに山田さんのケースである。突然視力が低下することもある。さらに、下肢の血行不良や皮膚潰瘍、顔面神経麻痺がおこることもある。重病、たとえば冠動脈疾患や脳梗塞などに冒される可能性もきわめて高くなる。

糖尿病になった人が、進行する病状を治療しないまま放置した場合、意識がなくなり、糖尿病昏睡というきわめて危険な状態におちいることがある。手足の壊死もおこる。糖尿病による壊死で足を切断するということもある。糖尿病は、命に、人生そのものにかかわるおそろしい病気なのだ。

西洋医学で糖尿病を根本的に治すことは不可能である。ひとたびこの病気にかかったら、現在の状態を維持できても、完治することはできないと西洋医学では言われている。さらに、一生涯、食事療法や運動療法などによって自分の体をコントロールしていくことが必要になる。インシュリン注射による治療を毎日、人によっては朝晩必ず行っているケースも決して珍しいことではない。

病院で治療を始めた山田さんだったが、その後も日常生活ではクラクラとめまいがして立てない。体のむくみもひどく、歩くのもおっくうになってしまったという。その上、軽い痴呆のような症状も出てきて、家族は大変心配した。また、毎日病院に通わなくてはならず、普通の生活ができない、つらい日々が続いた。インシュリン注射は、朝29単位、夜6単位を毎日打たなければならなかった。

医者にかかっているという一種の安堵感はあった。しかし、治療と時間を重ねても糖尿病の症状は一進一退で、大幅に改善されるということはなく、不安は募る一方だった。何とか健康になりたいとの思いから、病院での治療を受けながらも、体に良いと言われるものは積極的に試してみた。健康食品を取り寄せて食べたり、さまざまな東洋医学の治療を探して診療を受けてみたり。体を丈夫にしようと、健康器具を購入してみたこともある。

しかし、こうした努力にもかかわらず、病状は一向に回復しなかった。

最初は果敢に病気と闘っていた山田さんだったが、しだいに気弱になり、何をする気にもなれなくなってしまった。やがて家にこもりがちになり、「もう治らない」というあきらめの気持ちでいっぱいになってしまった。そして、ついには歩くことさえできなくなってしまったのだった。

その姿を見て、心を痛めたのは家族だった。なんとかしておばあちゃんを救いたい……。家族もまた、ありとあらゆる治療法を探し、回復に向けて尽力していた。そんな中、息子のお嫁さんがＡＳＴ気功を山田さんに紹介したのである。お嫁さんは、ＡＳＴ気功について以前から詳しく知っており、彼女自身も都内のＡＳＴ治療院に通って治療を受けていた。

山田さんがお嫁さんに連れられて治療院にやってきたのは、今から5年前である。当時の病状は、血糖値が２４０、血圧も異常に高く、めまい、だるさ、むくみといった症状もひどかった。加えて、静脈瘤の手術も行っており、白内障も併発していた。傍目に見ても、健康状態はかなり悪かった。

これまでにＡＳＴ気功の治療によって、糖尿病患者の血糖値が改善できることが実証されていることや、西洋医学を含めて、ＡＳＴは糖尿病に効果がある唯一の治療法であることを治療師は説明してくれた。

山田さんは、お嫁さんが実際に治療を受けた経験もあることから、安心してＡＳＴ気功の治療をスタートさせた。同時に、それまで通院していた病院での治療も続けることにした。

ところで、多くの病気に対して治療の効果が比較的短期間で表れるＡＳＴ気功だが、糖尿病は1年、2年という長いスパンで治療を行う。血糖値はしだいに改善されていくが、完治には2～4年かかることが多い。完治しない患者は3人に1人ぐらいの割合であるが、そういった人でも血糖値は確実に改善されている。

山田さんのＡＳＴ気功治療は週に2回。コロナの技法、カイロの技法、透析の技法、血液浄化の技法によって、山田さんの膵臓と心臓に治療した。

効果はしだいに表れ始め、２４０あった血糖値は１４５まで下がった。おどろくことに、治療を始めてから5ヶ月が経過したころには、むくみや疲れ、ふらつきなど糖尿病の症状はいっさいなくなった。足のむくみがとれたことで健康な人同様に歩けるようにもなった。そればかりではなく、以前に見られた軽い痴呆の症状さえもなくなったのだ。

この結果には、病院の担当医もおどろいたという。しかし、最も喜んだのは山田さん自身であり、お嫁さんをはじめとする家族である。もう治る見込みがないと思い込んでぬけ殻のようになり、家の中に閉じこもっていた山田さんが、生き生きと歩き、笑い、楽しそうに旅行に出かけるまでになったのだ。

糖尿病の症状がほぼ完治した山田さん。血糖値はまだ１００を切っていないこともあって、病院で処方されるインシュリン注射は続けているが、その量は毎日朝のみ15単位と激減した。万全を期してＡＳＴ気功の治療も、週に1回受けている。食事療法や運動療法などはまったくしていないという。自分でも病気になる以前より健康になったと感じるそうだ。同世代の女性と比べても、足腰がかなりしっかりとしている。血色もいい。

「今は何を食べてもおいしいんです。歩けるようになってひとりで自由に外出できるし、ボケなくて本当によかったです（笑）」と、山田さん。この調子でＡＳＴ気功を続けていけば、病気にならず元気に歳を重ねられると、喜んでいる。

9

〔潰瘍性大腸炎〕

突然の血性下痢と腹痛、熱…。体力が消耗し、体重も10キロ減少。
総合病院の主治医が治療にＡＳＴ気功を併用し、回復。職場復帰の日も近い。

●田川美津子さん（49歳・仮名）
●治療担当　福島県・杉山芳江（総合病院医師・仮名）

田川美津子さんは医療事務担当として、長年総合病院で勤務していた。ベテラン職員として職場での信頼感も厚く、近年新規のコンピューターを導入した際にもプロジェクトの中心的な存在として周囲の人から頼られていた。この時期は特に、休憩時間をとることができないほどの忙しさで、やや過労気味であったという。

そんなさなかの平成10年12月、突然、血性下痢と強い腹痛が田川さんを襲った。自宅近くの医院に駆け込み、診察を受けたところ、潰瘍性大腸炎の疑いがあることがわかった。すぐに総合病院に入院。精密検査で病気を明らかにし、治療に専念することになった。

入院しての治療が始まったのは、暮れも押し迫った12月29日。それでも、血性下痢は頑固で食欲不振も続いた。１月中旬になると熱が高くなり、体は倦怠感でいっぱいになった。薬に対する反応も十分とは言えなかった。

止まらない血性下痢と熱で、しだいに体力は消耗する。みるみるうちに体重は10キロも減少してしまった。排便すると腹部に痛みが走る。深夜から早朝にかけて頻発する排便は、苦痛以外の何者でもなかった。

「病気になってすぐに症状が重くなり、自分ではなす術がありませんでした。今後、治癒して元の生活にもどれるのか不安で不安で…。一時は本当に死んでしまうのではないかと思ったほどです」。

検査の結果、田川さんは潰瘍性大腸炎重症型であると診断された。

潰瘍性大腸炎の主な症状は、血液や粘液、うみの混じった下痢である。ひどくなるとそれが１日数回から数十回も起こり、腹痛や発熱、栄養障害や貧血をともなうこともある。症状が良くなったり悪くなったりしながら、病気は長期間続く。

病院では、ステロイドなどの薬や、胃風湯《いふうとう》といった漢方薬による治療が行われた。夜間の腹痛と血性下痢がひどい時には、一時的に注射で症状を抑えた。さらに、こうした治療に加えてＡＳＴ気功も併用することになった。主治医の杉山氏がＡＳＴ気功を学んでおり、治療師の資格も持っていたからだ。
「ＡＳＴは気功治療ですから、病院で行うのは一般的ではありません。でも、潰瘍性大腸炎に対して明らかに効果があることがわかっていましたので、病院での治療と併用するよう田川さんにすすめました」。

主治医からのすすめということもあり、田川さんはＡＳＴ気功治療を受けることに決めた。治療は、最初はほぼ毎日30分、症状が軽くなるにしたがって隔日、３日おきという具合にペースを落としながら続けられた。腸と全身に対してコロナ、血液浄化、透析の技法が使われた。また、大腸表面全体、大腸の縦横に筋力アップ、粘膜下層のリンパ球にそれぞれカイロまたはプレート・テクニックスの治療を行った。

治療を重ねるにしたがって、下痢や下血の回数が激減。ステロイド抵抗性であった病状もすぐに良くなり、熱も下がってきた。こうした回復のきざしが見えるにしたがって、不眠がなくなり、常に感じていた不安感も解消していった。体重も順調に増加してきた。
「ＡＳＴ気功治療を受けて体の調子が良くなってくると、自分の中に生きる気力がわいてきました。こんなことは、病気になって以来、初めてでした」（田川さん）。

入院中の杉山医師によるＡＳＴ気功治療は、最終的に週１回のペースとなった。

３ヵ月後には退院できるまでに回復し、その後は通院と薬による治療を続けている。さらに主治医から自宅近くのＡＳＴ気功クリニックを紹介され、１～２週に１回のペースでＡＳＴ気功の治療を受け続けている。

ここまで回復できたのは、ＡＳＴ気功のおかげだと田川さんは言う。「今は自分の病気の治療に専念していますが、体力に自信が持てるようになったら、ぜひ私もＡＳＴ気功を勉強してみようと思っているんです」。

現在は大事をとって家事手伝いをしながら、ゆったりと生活をしている。今年中には、職場に復帰する予定である。

10

〔潰瘍性大腸炎〕

血性下痢が1日7〜8回。入院治療して回復しても運動すると元にもどってしまう。主治医のすすめでＡＳＴ気功治療を開始。通常の学生生活が送れるまでに回復する。

●川田邦彦さん（19歳・仮名）
●治療担当　福島県・杉山芳江（総合病院医師・仮名）

血の混じった便。しかも、下痢。突然、こんな便が出れば、だれもがおどろき、不安になってしまうに違いない。川田邦彦さんは、16歳、高校生の時に突然この血性下痢に襲われた。体がどこか悪いのだろうか、どうしたらいいのか…。しかし、自分で思い当たるような原因もなかったという。

病院で診察を受けると、潰瘍性大腸炎であると診断された。この病気の原因は不明で、特定疾患に指定されているほど治療が難しい病気である。病気の主な症状は、血性下痢だ。

川田さんの場合も、これが特にひどく、便に血が混じり、下痢になるのは、1日に7〜

8回と非常に回数が多かった。そのため、1ヵ月間入院して治療に専念。病状を回復させることができた。

ところで、この病気の治療で使用される薬はステロイド剤であるが、川田さんの体質はステロイド剤に対して反応が良くなかった。そのため、投薬などで積極的な治療ができず、日常生活や食事に注意しながら症状をコントロールしていかなければならなかった。

バスケットボール部に所属していた川田さんは、退院後すぐに練習に復帰した。しかし、トレーニングはハードで、1週間後には再び症状が悪化し、重症になってしまった。それ以降、症状が回復してもその期間が短い、慢性潰瘍性大腸炎に近い状態に陥ってしまった。

「困ったことに、運動すると必ず病気が悪くなるんです」と川田さん。大好きなスポーツはほとんどできなくなってしまった。

平成11年3月、再入院。病院では、症状の悪化に合せてステロイド剤を投与した。前述したとおり、川田さんはステロイド剤に対する反応は良好でない。そのため、大量の投与による副作用（軽い白内障の症状）も見られるようになってしまった。

「内科的な治療はこれが限界でした。症状がこれ以上悪化した場合、手術を検討する必要がありましたね」（主治医の杉山医師）。

もし手術を行うとすれば、全大腸切除ということになる。そうなると、便の回数が増えてしまい、日常生活に大きな支障が出る。川田さんは、将来自分のやりたいことができなくなるのではないかと心配し、できれば手術を避けたいと考えた。

杉山医師は、川田さんにＡＳＴ気功治療を併用することをすすめた。杉山氏は医師としての立場からＡＳＴ気功を理解し、自身も治療師の資格を持っていたのである。

入院治療のかたわら、ＡＳＴ気功治療は1～2日に1回のペースで行われた。使われた技法は、腹部にコロナ、Ｓ状結腸から直腸の出血性びらんにプレート・テクニックス、大腸縦横の筋力アップ、透析の技法、心臓に血液浄化である。

「治療中は触られている感触以外はほとんど何も感じませんでしたが、少し気持ちいいなと思うことはありました。ＡＳＴ気功治療を受けた翌朝は、必ず血便が減るので効果を実感することができましたね」と、川田さん。

やがて、薬の副作用が深刻な状態になっていったため、以前にも増して、ＡＳＴ気功による治療を積極的に導入していくことになった。

ＡＳＴ気功治療を始めてからは、1ヵ月以上1日7～8回だった血性下痢が1日6回↓4回↓2回と、しだいに減っていった。便の状態も泥状まで回復した。ステロイド剤の投与量も減らしたが、病状が悪化するリバウンドもない。ステロイド剤の投与量は、すぐに下限を下回った。通常の食事に切り換えても経過は良好。内視鏡での大腸検査でも、出血、びらんは著しく少なくなっていた。ＡＳＴ治療の回数も週１回程度にまで減らすことができた。

症状が回復すると、まだ若い川田さんは油断して、時に内服薬を飲むのをさぼってしまったり、ＡＳＴ気功の治療を休んでしまったりした。それによって一時症状が悪化したこともあるが、自覚を持つようになり、退院後も通院と近所のＡＳＴ気功クリニックでの治療を続けた。平成12年の始めからＡＳＴ気功の治療は中断しているが、病気が再燃するきざしはない。

川田さんは大学生になっている。今は、発病してからの３年間で最も体の調子が良いという。３年間で初めて「普通の便」が出せるようになった。

「僕には将来やりたいことがあり、夢を持っていました。どうしても実現したいから、大腸を手術で全部とってしまうことだけは何とか避けたかった。薬の副作用のことも聞いていたので心配していましたが、今は量もずいぶん減らすことができています。治療中もＡＳＴ気功で希望を持つことができました。本当に今、体調がいいんです」。

今、川田さんは自動車教習所に通っている。もうすぐ免許が取れそうだ。夏になったら自分でハンドルを握り、ドライブしてみたいと考えている。

11

〔難治性弛緩性便秘症〕

難治性弛緩性便秘症をＡＳＴで治し、胃ガンの再発防止を行い、快適な生活に。

●多田よねさん（87歳・仮名）

●治療担当　福島県・須田利昭（ＡＳＴスダ気功クリニック）

多田よねさんは9年前に難治性弛緩性便秘症と診断された。大腸そのものの弾性が失われて、まったく伸びてしまった状態になっていた。そのため食塊を直腸へと押し出す力がまったくなかった。そのため、一時的な便秘の時、通常適用される約10倍もの下剤を大量に飲まなければ、便が出せない状態であった。もはや大腸は再生することも不可能だろうと医師たちから診断されたのである。

さらに困ったことには、薬を大量に飲んでもとりあえず毎日便が出さえすれば、多田さんは機嫌もよく、おしゃべりもするが、1日でも便が出ない日があると、次第に気分が落ち込んでしまい、うつ状態を呈してうつむいたままため息ばかりつくようになってしまうのである。

その5年後、重症肺炎を引き起こした結果、後遺症として肺繊維症と気管支拡張症を診断された。さらにその夏に胃ガンが発見され、胃の摘出手術を受けた。

多田さんの家族は、胃ガンの再発の懸念と依然として多田さんが便秘で毎日苦しんでいる姿をみて、また、毎日大量に服用している便秘薬の副作用を心配して、どうしたものかと悩んでいた。

多田さんの担当の米田医師はそのような家族の悩みを解決するために、現段階の西洋医学の治療法ではもはや限界があると判断した。というのは米田医師はＡＳＴ気功研修生でもあったために、ＡＳＴ気功治療が、まったく副作用のない治療であり、同時にガン再発防止のために高い効果があるということを過去の治療実績から確認していた。さらに、通常、筋力強化ができない不随筋である内臓筋に働きかけることがＡＳＴ気功では可能であり、まったく弛緩している大腸にも、効果があるのではないかと考えたわけである。そこで、多田さんとその家族に対して、ＡＳＴ気功治療を紹介したのだった。多田さんの家族は、よねさんが、少しでも長く元気で楽しい毎日を過ごすことができればよいということと、少しでも薬が減ればという思いからとりあえずＡＳＴ気功を試してみようという結論になった。

そこで多田よねさんは米田医師から紹介された須田気功師に治療をお願いすることになった。治療は、週に1回50分間行われた。主な治療の目的は、大腸の機能の改善、胃ガンの再発防止と肺機能を改善させることであった。特に大腸の機能回復に対しては、コロナの技法で大腸にあるマイナスの気を取り、大腸の蠕動運動を活性化させる機能カイロという技法を用いた。さらに、大腸そのものを強くするための筋力アップするための技術も適用した。

治療開始から3ヵ月後にはあれほど苦しんでいた便秘の改善が少しずつ見られるようになり、今まで飲んでいた下剤の量を減らし始めることができるようになっていった。時には、便が出ないために多田さんはすっかり気分的に落ち込んでしまい、今日はＡＳＴ気功を受けたくないという日もあった。それでも須田気功師の熱心な声かけと温かい励ましで、治療を何とか受け続けていくうちに、便秘のために一日中ため息ばかりという多田さんの姿は見られなくなっていった。

そして現在、平成15年3月においては通常適用される便秘薬の量にまで減らすことが可能となったのである。胃ガンにおいては、胃ガン特有に反応する腫瘍マーカーはしばらく高値を示していたが、治療開始から8ヵ月後には下がり始め、現在のところ胃ガンの再発や転移の心配はまったく見られていない。また、肺繊維症に対しては、将来的には在宅酸素療法が必要となるかと心配されていたが、肺そのものの活性化を図るために、肺に対してコロナの技法や肺そのものを強くする筋力アップの技術によって、多田さんはいまだ酸素ボンベは必要なく、近所の散歩を楽しみながら暮らすことができている。

12
【慢性腎不全】（1992年学会誌掲載）

歩行禁止、絶対安静。自分で薬袋を敗れないほどの倦怠感。
食事・薬物療法で回復しなかった検査値や症状がＡＳＴ気功で劇的に回復。

●二宮由香里さん（40歳・仮名）
●治療担当　千葉県・小島和徳治療師（木更津東邦病院ＡＳＴクリニック）

二宮由香里さんは、事務職のＯＬとして会社勤めをしていた。十代のころ急性腎不全を患ったことはあるものの、その後は症状に大きな変化もなく、健康状態は良好だった。しかし、32歳ごろから体が疲れやすくなり、倦怠感を感じることが多くなってきた。そのた

慢性腎不全の血清クレアチニン値は下がる

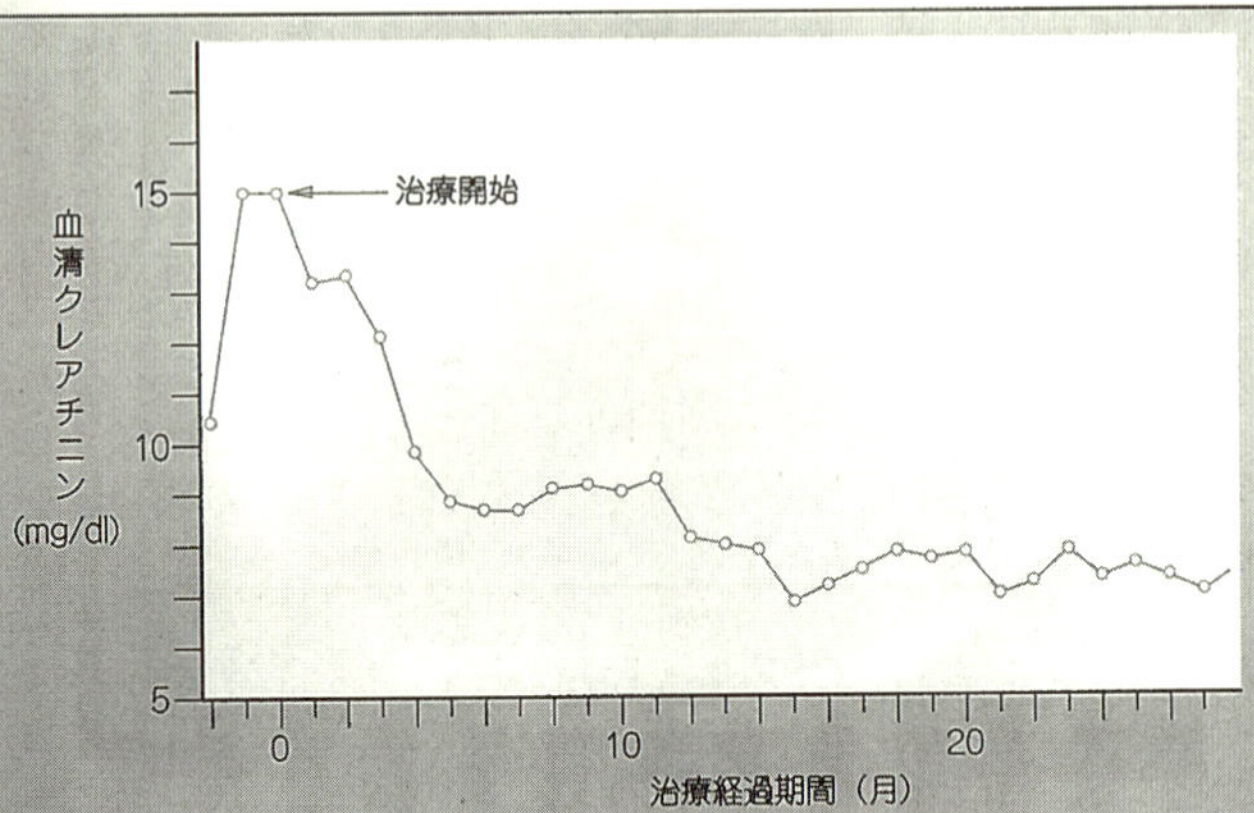

図1．ＡＳＴ気功を受けている患者の血清クレアチニンの変化

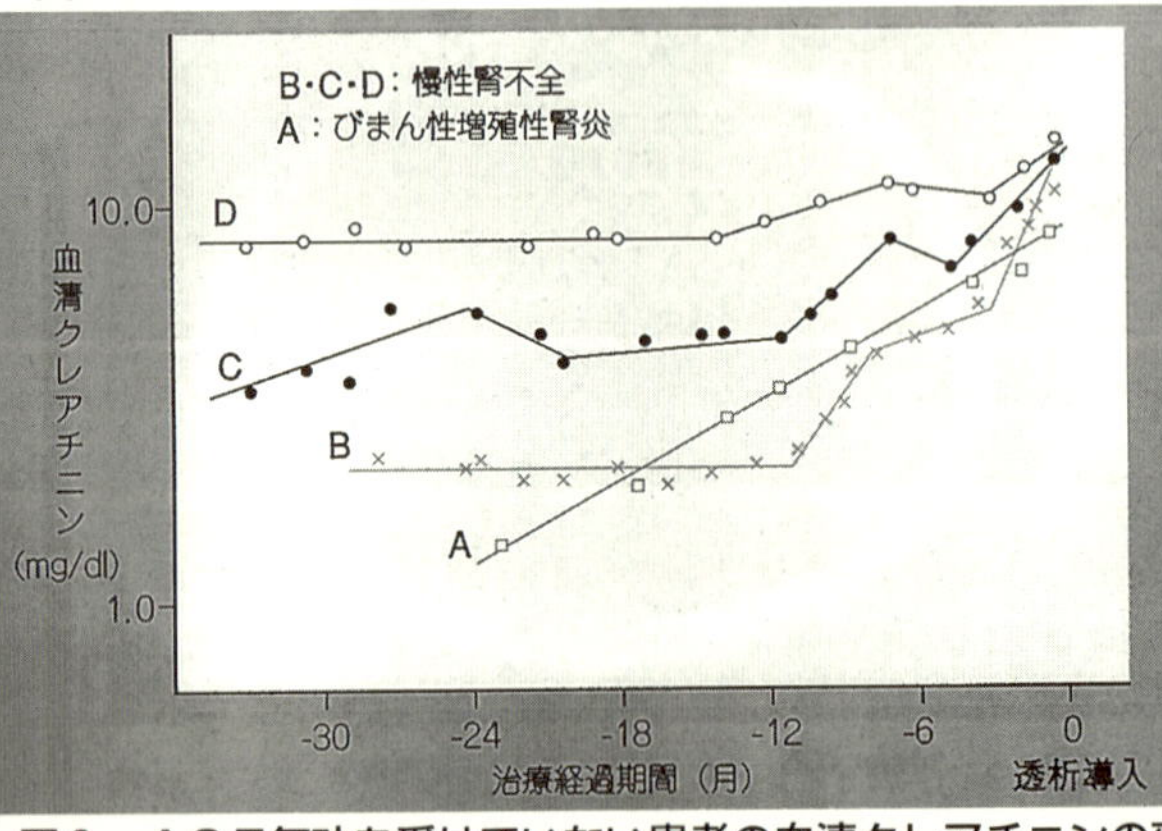

図2．ＡＳＴ気功を受けていない患者の血清クレアチニンの変化

〔「人体科学」，1992年：第1巻，第1号掲載〕

め、病院を訪れて診察を受けたところ、腎機能に異常があることが判明、通院して治療することになった。さらに1年ほどすると、症状が悪化したため、東京都内の大学病院に入院。この時、慢性腎不全であると診断された。

　腎臓が正常に機能しないこの病気になると、倦怠感の他、むくみやタンパク尿が見られ、症状が進むと身体機能にも影響をおよぼす。二宮さんの場合、倦怠感から手や指に力が入らず、手を自分で洗うことも、薬袋を破ることさえも困難であった。入院中は歩行が禁止され、ベッドで安静にしていること、移動は車椅子ですることを医師から言い渡された。これは、通常、人工透析が行われ、腎臓移植も検討される段階である。しかし、本人と家族はそれを望まず、心電図や胸部X線写真などの所見を検討しながら、万全の体制で食事や薬などによる治療を行うことになった。

　病院での食事は、1日２０００キロ・カロリー、蛋白20グラム、塩分6グラムという腎不全の食事としては最も厳しいレベルのもので、必須アミノ酸を多く含む良質、低タンパク質、高エネルギーのものであった。しかし、こうした食事療法や薬物療法でも病状はなかなか回復しなかった。腎不全の病状のめやすとなる血清クレアチニン値（正常値は0・8〜1・2ミリグラム／デシリットル）も、入院当初は10・6、その2週間後は15・1と、病院で治療を始めてから逆に上昇してしまった。

こうした状況の中、二宮さんはＡＳＴ気功による治療を希望した。これは、ＡＳＴ気功を知る従兄弟のすすめがあったからである。ＡＳＴ気功の治療は入院して半月後、病院の治療と並行して行われた。

ＡＳＴ気功治療は鈴木氏と小島治療師が交代で担当し、毎日１回行った。治療個所は腎臓で、使用した技法は血液浄化、透析である。二宮さんは36ヵ月間、欠かすことなくＡＳＴ気功治療を受けた。

通常、急性腎不全では治療によって血清クレアチニン値が降下するが、二宮さんのように慢性となってしまった場合、その値は上がることはあっても下がることは、きわめてまれであると言われている。実際、二宮さんも病院で食事療法と薬物療法を受けている間に値は上がってしまっていた。しかし、ＡＳＴ気功治療を受けるようになってからは値が少しずつ降下し始め、治療開始から17ヵ月間で７ミリグラムまでに低下した、

「ＡＳＴ気功の治療を受けると驚くほど早く倦怠感がなくなって、食欲も出るんです」と二宮さん。

入院当初に37キロにまで減少していた体重も、41～43キロという健康なころの体重にもどった。体重増加にともなって、いったん浮腫も見られたが、まもなく消失。これも、ＡＳＴ気功治療による効果だと考えられる。治療当初に黒かった顔色も、赤みがさして健康

な人に近くなった。

血清クレアチニン値を劇的に低下させ、腎機能も身体機能も回復させたＡＳＴ気功治療。西洋医学では治療が難しいと言われている慢性腎不全の患者にとって、ＡＳＴ気功は非常に心強い存在となっている。

13
〔慢性腎炎〕

小学6年生で慢性腎炎と診断され、運動や食事の制限を余儀なくされる。
山間部から１００キロ離れた治療院へ2年間通い、病気は完治。晴れて大学生に。

●日野正志さん（18歳・仮名）
●治療担当　福島県・田村正男治療師（仮名）

日野正志さんは、現在大学2年生。親元を離れ、東京で一人暮らしをしている。勉学に励み、青春を謳歌する、どこにでもいるごく一般的な若者である。

しかし、今日のこうした姿は、本人にもまわりの人にも数年前には想像できなかった。子供のころから病気であることを宣告され、長い期間治療を続けていたからである。

阿武隈山系の山間で生まれ育ち、何に対しても好奇心を持つ活発な子供だったという日野さん。平均的な体格で大きな病気をしたこともなく、健康そのものだと周囲からも思われていた。しかし、小学校6年生の時、学校で実施された集団健康診断の尿検査でプラス反応が出た。詳しい検査が必要ということになり、夏休みを利用して病院に検査入院。腎生検が行われた結果、慢性腎炎（ＩｇＡ腎症）と診断された。

「そのころはまだ小学生ですし、自分には病気であるという認識はなかったですね。それに自覚症状もまったくなかったものですから、病気に対する不安や恐怖も感じませんでした」と日野さん。

しかし、慢性腎炎は、慢性腎不全に移行する可能性がある。慢性腎不全になってしまうと、西洋医学では治癒が困難であり、最悪の場合には人工透析による治療を余儀なくされることもあるのだ。日野さんも、決して油断できない状況だった。

慢性腎炎とはどんな病気なのだろうか。この病気の大部分は、完全に治癒しなかった急性腎炎から移行したものである（一部、最初から慢性腎炎のケースもある）。急性の症状は、タンパク尿や血尿、浮腫、高血圧が続くといったものだが、慢性になると、進行の状態や症例で病状が異なってくる。

日野さんが診断された慢性腎炎（ＩgＡ腎症）は、腎臓をとおる血液を濾過し、尿を作る糸球体の中にＩgＡ〔免疫グロブリンＡという血清タンパクの一種〕が付着することで発症する。ＩgＡの付着によって、血液を濾過する機能に障害が出てくるのである。十代か二十代の若い人に発症することが多く、女性よりも男性にかかりやすい傾向がある。また、必ず血尿が見られるが、タンパク尿は少なく、むくみや高血圧が表れることも少なくない。慢性腎不全に進行する可能性も少なからずある。

慢性腎炎は、西洋医学では根本的な治療法が確立していない。苦痛のない病気のため、病気の進行をストップさせることが重要であり、それに成功すればまず安心できる。症状によって対処法も異なってくるが、どの場合もカゼをひかない、疲労をためないなど、日常生活に注意を払うことが必要である。尿検査や腎機能検査を定期的に受けて、病状の変化をチェックすることも忘れてはならない。

慢性腎炎と診断された当初、日野さんの尿潜血はプラス、尿タンパクはマイナスだった。倦怠感、むくみ、血圧異常などはなかった。医師からは、激しい運動は避けることと、塩分の多い食事を控えることを指示された。

しかし、自覚症状はまったくない。日常生活上の大きな制限もない。本人はもとより、家族も病気に対してそれほど深刻に考えることはなかった。「健康な人との違いも、体育の授業で出席できないものが一部あったくらいでしたから。治療に対しての熱意もほとんどありませんでした」。

それでも、医師の指示にしたがって定期的に病院に通い、検査を受けることは継続した。

やがて、日野さんは高校生になった。毎月の通院は欠かさず続けていたものの、症状が見えない病気、このまま永遠に続くかとも思われる定期検査に不安を感じるようになった。今は何ともないが、この先、病気が悪化したらどうなるのか…。「自分の人生を、将来を考えた時、この病気を何とかしなければと、真剣に考えるようになったのです」。

悩む日野さんに、ＡＳＴ気功をすすめてくれた親戚の人がいた。この人自身がＡＳＴ気功の治療を受けていて内容も効果も良く知っており、通っていた治療院を紹介してくれたのだった。

「西洋医学においても、慢性腎炎など腎臓病に対する根本的な治療法は、確立されていません。そんな中でＡＳＴ気功治療は、腎不全患者の血清Ｃｒ（クレアチニン）値を低下させるという驚異的な結果を出し、その効果が実証されています。腎臓病において、ＡＳＴ以上に有効な治療法はないですね」と、治療を担当した田村治療師は語る。

病気の発症から4年6ヵ月が経過した平成8年12月、日野さんはＡＳＴの治療を初めて受けた。当初、治療は、学業に支障が出ない休みを利用して集中的に行われた。この時は３日間連続で治療。状態としては、病院の検査で尿潜血は10以上。治療薬ＣＯＭＥＬＩＡＮの投与は３錠であった。

田村治療師は、左右の腎臓、心臓（血液）に、コロナ、透析、血液浄化の各技法を使って治療を施した（以後も同様の治療内容）。腎臓を治療する都合上、治療中、長時間うつ伏せの状態をとらなければならなかった。「これが、けっこう辛かったですね」と日野さん。

次の治療は、３ヵ月後の平成９年３月下旬、春休みを利用して行われた。断続的な８日間の治療であった。

最初に説明したように、日野さんの自宅は阿武隈山系の山奥にある。交通が不便である上に、福島市にあるＡＳＴ気功の治療院から１００キロ以上も離れている。一回の治療を受けるのも、ほとんど１日がかりで通院には大変苦労したという。そんなこともあって、学校が長期休みの時などを利用しなければならず、治療と治療の間隔が開いてしまったのだ。初期に行われた１～２ヵ月に１回のペースで治療を受けた。

ＡＳＴ気功治療中も今までどおりに病院へ通い、定期的な検査を行って、医師の診察を受けた。ＡＳＴ気功治療を受けていることを話すと、主治医は「いい治療ですね。これからも続けて下さい」と日野さんを励まし、ＡＳＴ気功治療をすすめてくれたという。周知の人も多いと思うが、ＡＳＴ気功による治療は、代替医療として医療関係者や学会でも高く評価されており、西洋医学の治療と併用することを推奨する医師も多いのだ。医師の言葉も強い支えとなり、日野さんは遠く離れた治療院まで通い続けた。

13回治療後の平成9年11月、尿潜血は4～2に低下した。さらに、15回治療後の平成10年1月は尿潜血2～1。18回治療後の同年12月には尿潜血0。ここで、主治医の口から「完治しました」と、日野さんに伝えられた。

「もう治らないと思っていた病気が完全に良くなったんです。本当にうれしくて…。自分でこの病気の重大さに気づいた（高校生の）時は、深刻になってしまったこともありました。でも、今は将来に対する不安がなくなり、夢や希望もたくさん持っています」と、日野さんは明るい表情で語る。

大学入学のため上京し、それ以後はＡＳＴ気功の治療は受けていないが、現在はいたって健康だ。社会人になる、家庭を持つなど人生の節目節目で、健康であることのありがたさ、そしてＡＳＴ気功治療の偉大さを実感することであろう。

14

〔先天性股関節亜脱臼〕

生後の検診で異常を発見できず、骨盤と股関節の痛み、Ｘ脚に悩む。
週1回のＡＳＴ治療で骨盤の位置は正常になり、すべての症状が完治。

●長沼亜美さん（24歳・仮名）
●治療担当　福岡県・東恭子治療師（福岡ＡＳＴ気功クリニック）

長沼亜美さんは、傍目には健康そうなお嬢さんに見えるが、実は生誕以来、ある病気に悩まされていた。その病気とは、先天性股関節亜脱臼である。そのため骨盤と股関節の痛み、Ｘ脚に悩まされていた。

赤ちゃんの股関節が、外傷もないのに外れる病気を先天性股関節脱臼といい、Ｘ線写真による股関節の状態によって、完全脱臼、亜脱臼（はずれかかった状態）、臼蓋形成不全（脱臼ではないが関節の発育が悪いもの）の3段階に分けられる。この病気は、逆子の赤ちゃんに多く見られ、生まれつき関節が緩く、不安定な股関節を持っている赤ちゃんにも起こりやすい。

長沼さんの場合は亜脱臼である。亜脱臼の場合、生後3～6ヵ月の間にリーメンビューゲルという肩から脚をつるバンドを装着すればほとんどが治るが、長沼さんは生後1ヵ月、3ヵ月、6ヵ月の検診で異常がないと言われ、病気の発見が遅れてしまった。

「1歳半の時に同じ年齢の子供が走り始めた時、私は歩き始めと同じヨチヨチ歩きでした。不安になった両親が整形外科の先生に診てもらったところ、病気であることがわかったのです。1歳半から2歳までの間、リーメンビューゲルを装着。身体が固定されて、移動もしゃがんだままの姿勢でした」。

しかし、この時の治療で完治することはできなかった。骨盤と股関節の変形による痛みがあり、左足だけがX脚になってしまっていた。

「生まれてすぐに自分たちが異常に気づけば、完治していたのではないか」と、両親は悔やんだ。

あぐらがかけず、内股で歩くせいで足の裏に水泡ができる。X脚の左脚ばかりを捻挫する。歩くといつも腰が重くなり、脚が上げられないほどに疲れてしまう。看護が必要な病気ではなく、日常生活には困難もない。ただ、骨盤や股関節の痛み、歩行の際の疲れで、自分がやりたいことを自由に、思い通りにできないというもどかしさが長沼さんにはあった。これ以上症状が進行した場合、西洋医学では手術しか治療の道がなかった。「できれば手術は受けたくなかったので、将来、もっと良い治療法が見つかることを願っていました」と長沼さん。

高校生のころは整体にも通い、症状を緩和するために骨盤を広げてもらった。しかし、治療後は、すぐに元の状態にもどってしまった。一時は病気と一生付き合い続ける覚悟もした。

そんな長沼さんがＡＳＴ気功治療を受けることになった。両親がＡＳＴ気功の治療師の知人だったのが縁である。

治療がスタートしたのは、平成11年の５月。この時は、左右両方の骨盤が内側に入ってしまった状態で、あぐらはかけず、Ｘ脚であった。治療個所は、頚椎、胸椎、腰椎、仙骨、股関節。用いた技法は、コロナ、火の技法、透析の技法、正中線の技法、腰椎調整、股関節調整、骨盤調整である。長沼さんは週１回、必ず治療を受けることにした。

治療開始から５ヵ月後の10月、それまでは調整しても元にもどってしまっていた骨盤が、もどらなくなった。

12月、あぐらがかけるようになる。ただ、後ろに倒れそうになる。

12年１月、骨盤と股関節の位置が正常になった。Ｘ脚も治る。あぐらをかいても、後ろに倒れない。

ＡＳＴ気功の治療によって骨盤が開き、それによって、うつ伏せになっても腰骨が強く当たらなくなった。歩く時に地面に当たる腰の感覚も変わり、捻挫がしにくくなった。あぐらはいつでもかける。歩いていても腰の重さや疲れが出ない。こうした回復とともに、腸の調子も良くなった。

「ＡＳＴ気功による股関節の治療は、期間が長くかかるケースが多いのですが、股関節の位置や軟骨が確実に修正されます。血流や筋力アップの治療を加えることで、骨が活性化され、着実に治癒していくんです」（東治療師）。

「ＡＳＴ気功は、整体のように押されることがないのですが、治療を受けるとすぐに効果が表れてくるんです。目では見えない患部（骨盤や股関節）の骨の位置が動いたので本当におどろきました。私、体型も歩き方も変わったんですよ」。

ＡＳＴ気功治療によって健康で自由な身体を手に入れた感激を、少し興奮気味に長沼さんは話してくれた。

〔腰痛〕

腰痛は50歳を過ぎれば、だいたい５人に４人が苦しめられるというくらい多い病気です。いわゆる治りにくい、あるいは治らない病気を慢性病と言い、医学的な規定があります。腰痛は３ヵ月以上続いた場合を一つの区切りとして慢性病と付加されるのが医学的な見解です。今回、慢性病となった腰痛をＡＳＴ気功で治した症例を１例ですが紹介します。

中学2年の時、自転車で転倒して以来の腰痛。夜、痛みで眠れないことも。手術以外の方法で治療したいと考え、ＡＳＴ気功治療で痛みをなくすことに成功。

●林靖弘さん（44歳・仮名）
●治療担当　福島県・田村正男治療師（仮名）

林靖弘さんには三十年来の持病、腰痛があった。

もともとスポーツ好きで、活発な少年だったという林さんだが、中学校２年の時、自転車に乗っていて転倒し、腰を強く打ってしまったそうだ。それ以後、ときどき腰が痛むようになった。

「でも、二十代まではそれほど深刻ではなかったんです。ごくたまにちょっと痛むといったくらいでしたから。それが、三十路を越えたころから頻繁に痛みを感じるようになって……」。特にここ数年は、年に４〜５回、がまんできないほどの強い痛みが走るようになったという。そうなると、どんな体位をとっても痛みが解消しない。会社で勤務するのも困難なほどの痛さだったそうだ。

平成９年の春、整形外科で診察を受け、レントゲン写真を撮ったところ、腰椎が２か所（４番と５番）つぶれていることが判明した。痛みのある場所に局所注射をしてもらったが、症状の改善は見られなかった。「ドクターからは、手術をすすめられました。でも、その手術をしたところで１００パーセント完治するという保証はない、とのことでしたので、同意することはできませんでした」。

林さんは何とか手術以外の方法で治したいと考えた。病院以外でもさまざまな治療法を探し求め、積極的に試してみた。自宅の周辺だけではない。「よく効く」という治療院があれば、県外へも足を伸ばしてみた。

まず、治療を試みたのは整体。最初、２〜３回の治療で効果がありそうな兆候が見えたので、継続して6ヵ月間通ってみた。しかし、結局目立った効果は見られなかった。

鍼には2年間ほど通ったが、こちらはほとんど効果がなかった。

その他にもマッサージなど、良いと言われるあらゆるものを試してみた。しかし、どれひとつとして、林さんの腰痛を緩和するものはなかったのである。

そんなある日、知人の紹介で林さんはＡＳＴ気功治療を知った。どんな治療法でも試すと決めていたため、話を聞いてすぐに治療を受けることにした。

「西洋医学の中でも、整形外科は最も難しい分野だと言われています。痛みを感じる場所があれば、それを緩和するための対処療法を行うというのが、治療の主流です。最終的には手術という手段を用いることもありますが、これも、治療の決め手になるとは言えないんですよね。林さんも、それで手術を拒まれてしまったのだと思います。しかし、ＡＳＴ治療の場合、整骨の技法、整形の技法を中心に治療すれば、非常に高い効果を得られます。これまでに、私はもちろん、多くの治療師が治療の実績をあげています」と、治療を担当した田村治療師は言う。

林さんの腰椎に対しての治療は、コロナ、整形、腰椎調整、正中線の各技法を使って行われた。

治療を開始したのは平成10年11月。それ以後、週1回のペースで行った。治療時間は1

回につき、1時間である。

「ＡＳＴ気功治療を受けると、腰の痛みがやわらいでいくんです。治療を1回受けるごとに腰の痛みも違和感もどんどん少なくなっていきました。これまでにいろいろな治療を受けましたが、どれひとつとして痛みがなくなっていくということがありませんでした。本当に、ＡＳＴ気功の効果には驚かされました」と、林さん。

そして、ついに8回目の治療で腰の痛みは完全に消失した。ＡＳＴ気功治療を始めてわずか2か月。自転車で転んで腰痛を発症してからは、すでに26年の月日が経過していた。

完全に痛みはなくなったものの、再発防止と経過観察のために月1回の治療を4回受けた。最初の治療から半年でＡＳＴ気功の治療はいったん終了したが、その後、かつてのような強い痛みが出ることはなくなった。ごくたまにかすかな違和感を覚えることがあるが、それもすぐに消えてしまう。仕事上でも、日常生活でも支障が出るということはまったくない。

「毎年数回は苦しんでいた腰の激痛と縁が切れました。本当にこんなにうれしいことはないですね。今後も再発を予防するために、ＡＳＴ気功治療を続けていきたいと考えています」と、喜びを語る林さん。治療を再開し、現在は年2～3回のペースで受けている。

実は、林さんの知人2人も同様に強い腰痛で苦しんでいた。友人たちは、医師のすすめで手術を受けたが、結局は治らなかったという。

「手術を受けないで、ここまで頑張ってきて良かったと、今になって実感しています。これから、かつての私のように腰痛に悩む人がいたら、ぜひＡＳＴ気功による治療をすすめたいですね」。

難病患者をお持ちのご家族の方へ

ＡＳＴ気功は、治療すれば治療しただけ病気は良くなっていきます。どんな難病であろうと治療した量だけは必ず良くなります。その量がどの程度かという問題ですが、難病に対して急性期に治療したとします。30分治療したところで、治った量はわずかであり、患者に対しての変化はあまりありません。しかし、1時間より、2時間、3時間の方が治療の量が増加します。治療した量が治した量になるからです。従って、難病患者を治療した時間だけ病気は治ります。ただし、それが患者の病状に対して何パーセントのものであるか、これによって変化が表れる、表れないという結果が出ます。簡単な症状を取るのであれば、その場で取れて効果が出ますが、重症な病気であればいくら時間をかけて量を行っても患者全体のパーセントは低いものになります。それでは患者の症状の変化は出ないということになり、患者が認識するところまでいかないといったことになるのです。

ところで、ＡＳＴ気功では難病を治して、ＡＳＴ気功師の道に入った人がいます。息子が父親の脳腫瘍を治してこの道に入った人、ガンを治してこの道に入った人がいます。末期の子宮ガンを治して入った人などは、ＡＳＴ気功治療で開業をしています。家族の治療の場合、治すレベルは低くても時間をかけて治していける環境があります。そして、病気が治ると患者もその家族もＡＳＴに通い始めます。というのは、ＡＳＴ気功は誰にでもできるからで、研修を受ければＡＳＴ気功は一定のレベルまで修得できます。その後、天才的に治せるという差が生じるのは5年、10年経てそれ以降になります。ガン治療はＡＳＴにおいて誰でもできる技術で、ただ修得年数に応じて治す量の差の違いだけがあるのです。ＡＳＴ気功のガンや難病治療に素質などはまったく関係がないからです。もし関係があるとしたら、どのようにして治していくかという努力と研究だけだと思ってください。

ですから、難病の家族の方がそばにいるだけで何もしてあげられないと悩んでいるとしたなら、せめて共にいる時間にＡＳＴ気功で治療してあげてください。ＡＳＴは誰でも習えば必ず修得することができます。たとえどんな難病であろうとも、身近なご家族の方が習得して治療に当たっていただくということができる技術なのです。

ＡＳＴ気功治療の研修会について

研修会を通して、あるいは治療技術を通じて、精神と技術を前後することなく自然に進歩向上して、豊かな人間性を樹立し、現実のものとしていただきたいと思っています。研修会においては、日本古来より行われ、また世界に広く流布している瞑想などの講義も取り混ぜて、人間の幅を広く持っていただくように常に努めています。また「言霊学」とか「印」のような日本古来より伝承されてきた技術が約50ほどあって、希望者には順次教えることにしています。ただし、これはＡＳＴとしてではなく、単に趣味として学んでください。余談ですが、この技術の習得もまた楽しいものがあって、希望する人があればできる限り、多くの人に伝えたいと思っています。ＡＳＴ気功は技術です。気功の訓練によって学習する技術です。ですから、宗教や信仰とはまったく違います。誰でも学ぶことのできる技術です。

では、研修にはどのような人たちがどのような目的で来ている人々が多いのか、気になるところであろうと思います。

研修生の第一位を占める70パーセントの人は、将来気功師として開業する目的を持って

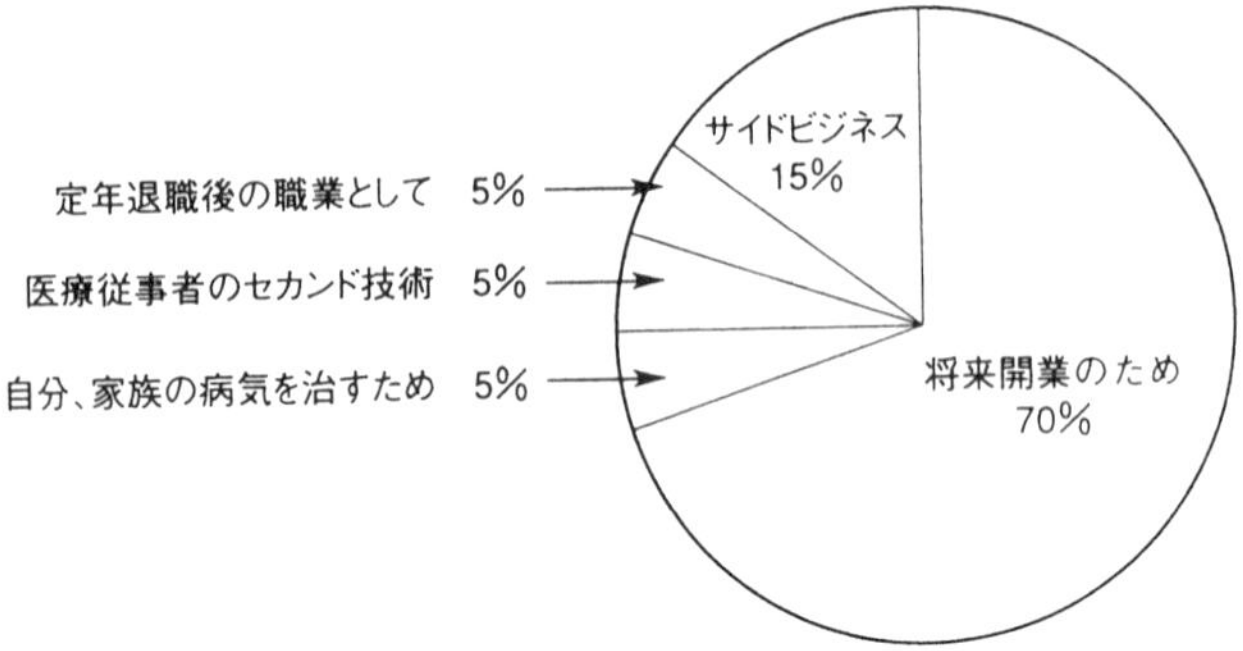

研修生の目的

います。現在開業者の治療している病種は、心臓病、血液病、腎疾患、骨と関節、肩こりなどさまざまです。営業そのものは、ＡＳＴ気功の治療レベルが高いために、本人の技術レベルさえ上がれば困難さはあまりなく、非常に楽ではあります。

　しかし、多少のお金を得て精神面あるいは人格において自分を律することを忘れ、技術、精神の向上を怠り、見苦しき醜態をさらす者にならぬことです。また患者を治療することにより、先生と呼ばれる位置に座するため、自己の心に「オゴリ」や「マンシン」「イバリ」の心をもたないことが肝要です。慢心や威張り、奢る心は治療技術の習得が遅れるばかりでなく、人間としてこれもまた醜悪といえましょう。

治療を行う人間にとって、もっとも強く要求される人格は、「謙虚」であると私は思っています。ＡＳＴの治療師も患者を精神面からケアする意味において、謙虚は必要不可欠の人格であると言えます。我々の目的はあくまで、人の病気からの救済と自分自身の健康滑脱の心身を養成しつつ、新しいこの技術をさらに高め研究していくものでありたいものです。

次に、第2位の15パーセントは、サイドビジネス、すなわちアルバイト的な感覚で収入を得るために学習しています。

次に、第3位の5％にあたる人は、家族や兄弟親戚などに役立てるために習っています。彼らは自分の身内の人間がもし病気になったとき、あるいは軽い捻挫やケガなどした時に非常に便利であることから、また家族に病気の人がいて、その人を健康にするために、あるいは父母が老人となっても健康で過ごすために習う人など、さまざまです。

難病患者を持つ家族は、ＡＳＴ治療院に治療に通うのもよいけれども、家族が、ＡＳＴ気功を習って技術を身につけるのもよい方法です。誰でも月1回、研修会に出席して勉強すれば、家族の治療が一生できるからです。現在、数多くの人がＡＳＴ気功を習っている大きな理由がそこにあります。

同じく第3位の5パーセントの人は、医療従事者ですが、私の希望者としては半数を占めていただきたい。そして多くの病に悩める人を効率よく救済していただきたいのです。この治療は現代医学5割、ＡＳＴ気功医学5割で成立あるいは構成されています。それゆえ、医療従事者においては医学を勉強する必要がないために楽でもあり理解も早いからです。

また、会社を定年退職した後の職業として最適であると思っている研修生も5パーセントいるようです。

研修生の年齢

研修を受けるには、年齢は何歳くらいが妥当ですか、と聞く人がいます。この治療に関しては、年齢や男女の性別にまったく無関係で、要は学ぶ意思と努力だけです。グラフは、現在、研修を受けている人の年代を表したものですが、幅広い年代にわたって研修生のいることがわかると思います。しかしながら、この研修のように十代から七十代までの人々が混在して研修を受けているところはあまりないのではないかと思われます。それはとりもなおさず、この治療が年齢に左右されないことを現に証明しているわけです。

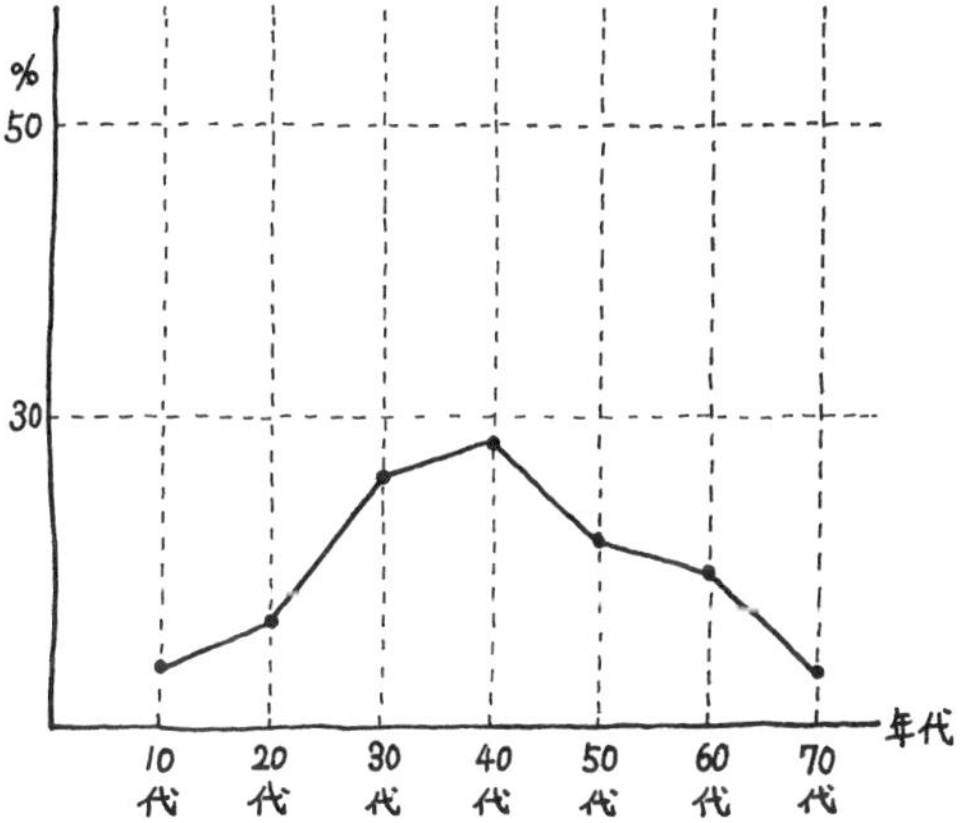

研修生の年齢

研修会の案内

研修会は、毎月数回、朝9時半から17時半まで行われます（各会場によって時間はことなります）。研修生は、毎月1回出席することとなりますが、月に1回では物足りない人、あるいは早く技術をマスターしたい人は、他の日の研修日に何回でも出席することができます。研修は、すべて授業形式で行われ、講義と実習だけですべてのカリキュラムが組まれ受講できる形態となっています。

私は多くの治らない病気の現状を鑑みて、ＡＳＴ気功の役割を知り、病気で悩む患者のためにＡＳＴ気功師を広く育成しなければならないことを痛感しています。ＡＳＴ気功はまだ出発点です。出発の起点であるのに、もうすでに治癒率は非常に高く、無限の可能性を示しているのです。ＡＳＴによって、多くの病気を治す時代が到来したことに、私たちは期待をしても良いのではないでしょうか。ともあれ、現在の治療の現状を打破するにはＡＳＴに負う価値があると判断します。

しかも、月に1回か2回受けて、2年後には一人前になれるのですから、こんな簡単な方法はありません。現在の職業に従事しながらマスターできるのです。しかも、これほど卓越した技術なのに、特定の限られた人だけの技術だけではなく、老若男女を問わず、誰にでもできる一般大衆の技術なのです。それは頭で記憶する技術ではなく体験を通して修得していく技術です。そして、常に伝授を受け続け、患者の治療を続けていれば無限に治療レベルは上がり続け、患者の治療がより簡単に、より早くなっていくのです。

一人でも多くの人々がＡＳＴ気功を学び、ガンに悩む人、難病に悩む人、あらゆるすべての病気に悩む人を救済してください。それは、すばらしく尊い仕事です。この本を手にしたあなたこそが、一日も早くＡＳＴ気功の門をたたき技術を身につけてください。

新しい治療の時代の幕開けです。

新しい治療の世界の幕開けです。

研修会の日程

・日時

研修会は東京都、大阪府、静岡県、福島県、千葉県などで毎月開かれます。最寄の研修会場に月１回以上出席してください。開催日に合わせてご都合の良い日に出席してくださ
い。

・服装

原則として動きやすい服装です。トレーニング・ウェア、スラックス、スポーツ・ウェアなど。男子の背広、女子のスーツ、スカートでの受講はできませんから、トレーニング・ウェアなどを持参して更衣室で着替えて受講してください。

・連絡

研修生は、どこの研修会場に参加するかによって所属および担当責任者を決定致します。初めての研修生は、どこの会場を選択するかを決定してお申し込みください。

・持参するもの

（１）ノート

（２）筆記用具

（３）トレーニング・ウェア

（4）ＡＳＴ入門書〔会場で配布するもの〕
（5）治療に使う白布〔会場で配布するもの〕

・カリキュラム
9時半　自然倫理学講義
10時　ＡＳＴ技術講義
11時　行（気功浴）、伝授
（行と伝授を同時進行します）
12時　昼食
13時　行（気功浴）、気功実技
（行と実技を同時進行）
15時　休憩
15時半　行（気功浴）、気功実技
17時半　終了

＊会場により開始時間や内容が異なる場合があります。

この本を読んでＡＳＴ気功を学びたいと思われた方は、左記までＡＳＴ気功研修会の資料をお申し込みください。無料でご送付します。また、ＡＳＴ気功の治療を受けたい方、この本に関するお問い合わせなどがございましたら、お気軽にお問い合わせください。

St.コロンビア大学付属気功センター研修会係
〒４３６－０００４
静岡県掛川市八坂２３８７
〔フリーダイヤル〕０１２０－１３１－５９１
ＴＥＬ（０５３７）２７－２１１１
ＦＡＸ（０５３７）２７－１８７０
E-mail　columbia@quartz.ocn.ne.jp

病気別治療効果の比較表

患者は西洋医学とAST気功治療のどちらかが効果的かを○△×で表記した。
(○印は治癒可能、△印は可能性あり、×印は可能性に乏しい、を目安とした。)

病　名	西洋医学	AST治療	病　名	西洋医学	AST治療	病　名	西洋医学	AST治療
狭心症	▲	●	胆石症	▲	●	動脈瘤	▲	▲
心筋梗塞(慢性期)	▲	●	胆道感染症	▲	●	舌ガン	▲	▲
高血圧症	▲	●	慢性膵炎	▲	●	細菌性肺炎	▲	▲
脳梗塞	▲	●	胃炎	▲	●	過敏性肺炎	▲	▲
脳硬塞後遺症	▲	●	胃潰瘍	▲	●	ウイルス肝炎(C型・B型)	▲	▲
腎不全	▲	●	胃機能不全	▲	●	胃ガン	▲	▲
難病	▲	●	便秘症	▲	●	大腸ガン	▲	▲
潰瘍性大腸炎	▲	●	過敏性腸症候群	▲	●	くも膜下出血	●	▲
大腸ポリープ	▲	●	クローン病	▲	●	白内障	●	▲
直腸ガン	▲	●	膀胱ガン	▲	●	気管支炎	●	▲
顔面神経麻痺	▲	●	前立腺肥大症	▲	●	乳ガン	●	▲
慢性関節リウマチ	▲	●	子宮筋腫	▲	●	急性膵炎	●	▲
膠原病(SLE他)	▲	●	子宮内膜症	▲	●	食中毒	●	▲
白血病	▲	●	子宮頚ガン	▲	●	赤痢	●	×
脳腫瘍	▲	●	子宮体ガン	▲	●	コレラ	●	×
緑内障	▲	●	腰痛症	▲	●	風土病	●	×
副鼻腔炎	▲	●	関節炎	▲	●	エイズ	●	×
気管支喘息	▲	●	むちうち(頸椎症)	▲	●	心筋梗塞(急性期)	●	×
肺気腫	▲	●	四十肩・五十肩	▲	●	劇症肝炎	●	×
悪性リンパ腫	▲	●	心筋症	×	●	臓器移植	●	×
肺ガン	▲	●	アルツハイマー	×	▲	交通事故	●	×
慢性肝炎	▲	●	肝硬変	×	▲			
肝ガン	▲	●	糖尿病	×	▲			

西洋医学とは、通常病院などで行われる内服治療や手術的治療および注射剤による治療のことです。

AST治療費規定

ＡＳＴ治療に関し、治療費の全国統一を計るために、(財) 日本ＡＳＴ協会は１回の治療費を次のように定めました。

ＡＳＴの治療費は、すべてこの範囲内で行われています。この金額より低い治療費は問題ありませんが、会場費、あるいは治療所の設置場所の地代が高いなどの諸事情で、この金額を超えなければ運営が成り立たない場合には、(財) 日本ＡＳＴ協会の許可が必要です (この範囲を超える治療所は１件もありません)。

資　格	治 療 費
気功師 〔２年以上〕	5,000円～15,000円

治療師心得

常に、患者に対して笑顔で。
治療師の笑顔は患者に安心感を与えます。

常に、患者に不安を与えない。
患者の病気に対して、決して少しでも不安を与える
言動をしてはいけない。
常に患者を安心させること。

常に、治療師は患者とあまりムダ話をしない。

常に、患者の病気の話は充分に聞く。

常に、患者の多少でも良好な変化は充分に讃えなさい。
患者は安心と同時に、治療師への信頼関係が生まれます。

ホームページ上でも治療所をご案内しております。
www.japanast.or.jp

学術論文「人体科学会学会誌」〔公式記録一覧〕

1）鈴木正弘・神谷信行・谷生重晴・小島国利・羽鳥知樹・定本貴明・小島一詔：慢性腎不全に対するアストカイロ法の臨床効果について．
　人体科学，Vol.1,No.1,pp.71-77,1992.

2）鈴木正弘・神谷信行・谷生重晴・小島国利・羽鳥知樹・定本貴明・秋山博章・小島一詔：慢性腎不全および狭心症に対するアストカイロ法の臨床効果について．
　人体科学，Vol.2,No.1,pp.61-70,1993.

3）鈴木正弘・神谷信行・谷生重晴・小島国利・羽鳥知樹・定本貴明・秋山博章・小島一詔：慢性腎不全および高血圧症に対するアストカイロ法の臨床効果について．
　人体科学，Vol.3,No.1,pp.15-22,1994.

4）鈴木正弘・神谷信行・谷生重晴・小島国利・羽鳥知樹・定本貴明・秋山博章・小島一詔：腫瘍に対するアストカイロ気功の臨床効果について．
　人体科学，Vol.4,No.1,pp.71-78,1995

5）鈴木正弘・神谷信行・小島国利・小島一詔：肩関節周囲炎に対するアストカイロ気功の治療効果．人体科学，Vol.6.No.1,pp.67-74,1997.

6）千葉壽茂・嘉村亜希子・神谷信行・鈴木正弘：大腸癌腹膜播種例に対するＡＳＴ気功と現代医学の併用による臨床効果．人体科学，Vol.8,No.2,pp.49-55,1999.

7）中村孝之・鈴木正弘：ＡＳＴ気功が視力に及ぼす効果．
　人体科学，Vol.9,No.1,pp.23-31,2000.

8）千葉壽茂・嘉村亜希子・神谷信行・鈴木正弘：肺腫瘍に対するアストカイロ気功の効果．人体科学，Vol.9,No.1,pp.61-65,2000.

9）柴田峻彰・北村幸郷・神谷信行・鈴木正弘：アスロカイロ（ＡＳＴ）気功の握力に及ぼす効果．人体科学，Vol.10,No2,pp.27-33,2001

10）中村孝之・鈴木正弘：学童の視力低下に対するアストカイロ（ＡＳＴ）気功治療効果．人体科学，Vol.10,No2,pp.35-40,2001

11）北村幸郷・嘉村亜希子・鈴木正弘：アストカイロ（ＡＳＴ）気功が癌細胞のアポトーシスに与える効果―消化器癌における病理組織学的検討―．
　人体科学，Vol.11,No1,pp 9 -17,2002.

12）北村幸郷・嘉村亜希子・鈴木正弘：アストカイロ（ＡＳＴ）気功が癌細胞の増殖活性および癌抑制遺伝子ｐ53の機能発現に及ぼす影響．
　人体科学，Vol.11,No1,pp19-26,2002.

13）佐野紀江・北村幸郷・鈴木正弘：アストカイロ気功を適用した延髄外側症候群による嚥下障害の臨床的効果について．人体科学，Vol.11,No1,pp27-33,2002.

14）北村幸郷・嘉村亜希子・鈴木正弘：アストカイロ（ＡＳＴ）気功が癌細胞におけるベータ型トランスフォーミング増殖因子タイプⅠ受容体の発現に及ぼす影響．
　人体科学，Vol.11,No2,pp21-26,2002.

15）佐野紀江・北村幸郷・小島一詔・鈴木正弘：アストカイロ（ＡＳＴ）気功が脳内出血に及ぼす治療効果．人体科学，Vol.12,No1,pp47-50,2003.

ガンに関する学術論文４）６）８）11）12）14）の内容を181ページより掲載しています。

掲載論文

人体科学 4 ―(1)：71―78，1995〈資料〉

腫瘍に対するアストカイロ気功の臨床効果について

鈴 木 正 弘※（St. コロンビア大学）
神谷信行、谷生重晴（横浜国立大学）
小島国利、羽鳥知樹、定本貴明、秋山博明（東邦大学）
小島一詔（木更津東邦病院）

Clinical Effectiveness of the AST Chiro Qi-Gong on Tumors

Masahiro SUZUKI (City University of Los Angeles, U.S.A)
Nobuyuki KAMIYA, Shigeharu TANISHO (Faculty of Engineering, Yokohama National University)
Kunitoshi KOJIMA, Tomoki HATORI, Takaaki SADAMOTO, Hiroaki AKIYAMA (School of Medicine, Toho University)
Kazunori KOJIMA (Kisarazu Toho Hospital)
Atsushi SHISHIDO, Tsuneo TANAKA (Japan School, Columbia State University)

The part of the neoplasm was softened by the affecting AST Chiro Qi-Gong and for the patients of myoma of the uterus, the menorrhalgia was relieved and the menorrhagia was also decreased. Since the dyrmenorrhea and dysmenonhea are the most serious problems for patients of myoma of the uterus, Qi-Gong would be expected to be an immeasurably big role. Observation by a large intestine scope suggested that the large intestine polyp was reduced and disappeared by the Qi-Gong treatment.

As for the tumor of the colon and rectum, the root of the stalk of the tumor was effectively loosened and fallen off by AST treatment.

Since the pulmonary tumor is located at the peripheral part of the trachea, we were not able to investigate the change of the tumor. However, it is remarkable that the tumor disappeared effectively by Qi-Gong treatment.

Only the results of the limited number of samples were reported in this paper for the pulmonary tumor, large intestine polyps, tumor of the colon and rectum and myoma of the uterus. Therefore, additional clinical data should be taken in order to make clear the precise curing mechanism.

Key words ; AST Qi-Gong, pulmonary tumor, large intestine polyp, tumor of colon and rectum, myoma of uterus

I　はじめに

気功は気の力、気の働きを意味する。我々は社会的な通念として気を漠然と理解している。確かに気とは「手より発する目に見えないエネルギー」と解釈している人は多く、気の存在については多くの人が認めてはいるが気をすべて既知の物理量で表すことは現在のところ難しい[1]。一方、手より発する気だけが気ではない。気は人間の身体全体に流動している一種のエネルギーキャリアーと考える方が無理がないかも知れない。しかし身体にそなわっているそのような“エネルギー”を気として放射させるためには訓練、鍛錬が必要で、それが成就されれば人間の持つ自然治癒力を引き出すことができる。また気は人間だけに存在しているのかといえば決してそのようなことはない。他のすべての動物、植物にも存在している。いうなれば生命を宿すものすべてに存在していると考えられている。したがって、動物、植物は目に見える物体として以外に目に見えない気のエネルギーも同時にそなえ持っているものと思われる。

ではこの動物、植物の持つ気のエネルギーにいかなる種類があり、どのような性質を持っているのか。これについてはまだ明解な答えは出ていない。しかし、人体の中を流れる気の流れや植物の持つ気等の計測から気には多くの種類のあることが予想される。植物や人間以外の動物の持つ気に関してはまだ解明されている部分はわずかで、ほとんどが未知の世界に等しいが、人間には数百年あるいはそれ以上の昔より行われてきた気の「証し」ともいうべきものがある。それは、その昔から人が病気になったとき行われてきた「手当て」というもので、手を患者の患部に当てて治す治療法である。気の流れについては最近になって計測が可能になってきたが、それまでは「非科学」的として疎外されていた。計測機器が発達した現在では「手当て」による治療が手から放出される気の働きとして解釈されるようになってきた。気が人体に照射されると体温の上昇[2]、脳波の変化[3]、あるいは血液中の白血球の増加[4]が起こることが報告されており、「手当て」の時代から気が人間の体に対し治療の機能を持つことが科学的に証明されつつある。

AST（アストカイロ気功）治療では気功と現代医学を対等に併せた治療を行っている。上でも述べたように気功を宗教、念力、オカルト等のような超常現象としてとらえていないことをはっきりしておかねばならないが、ASTの気は電子技術総合研究所[8]や東京女子医科大学[6]で計測、あるいは研究されている人体を巡る気を指している。これらの気は物理的計器によって計測され[2,7,8]、一種のエネルギーとしてその存在が認められるようになってきた。AST気功は「気の機能」という生理学的な学問の範疇において治療および研究が行われている。

今回は腫瘍に対してASTの気功がいかなる変化、あるいは効果を示すかを臨床データをもとに検討した。

II　アストカイロ気功治療方法

腫瘍患者に対する気の治療は図1のごとく、

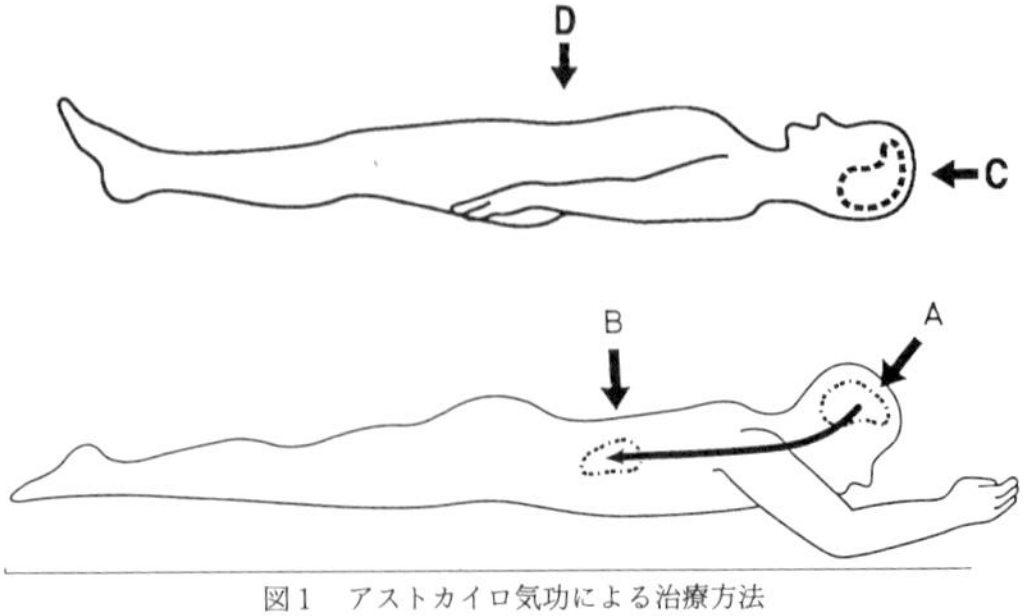

図1　アストカイロ気功による治療方法

患者を仰臥位あるいは伏臥位の状態において治療する。AおよびBは伏臥位で、C、Dは仰臥位において気を送る方向を示す。慢性腎不全の患者に対する治療では伏臥位の状態においてBから気を送るコロナの技法、頭頂部からAのように気を送るカイロの技法について報告したが[9]、今回の肺腫瘍の患者に関しては主に仰臥位の状態において患部に気を送り治療を行った。まず始めに疾患部の上部よりコロナの技法[10]でDに示すように右肺の部分に気を送る。次にカイロの技法[10]でCのように頭頂骨上部より大脳半球を通過して右肺の患部に気を送る。治療時間の配分は右肺部にコロナの技法で25分、カイロの技法で5分とした。大腸ポリープの患者に関しても同様に腹部にコロナの技法及びカイロの技法を用い、時間の配分は肺腫瘍と同様にコロナの技法25分、カイロの技法5分とする。

III　症例と治療経過

(1)　肺腫瘍

症例1　男性41歳

患者はこれまで特記すべき既往症はなかった。嗜好品としてはアルコール（日本酒換算）1～2合／日およびタバコ20本程度／日があり、約20年続いていた。

これまでずっと健康であったが、平成4年1月頃から食欲はあるものの顔色がすぐれず軽度の体重減少に気づくようになった。同年7月頃からは全身倦怠感が強くなった。

同年10月頃から頸部から右前腕部にかけて脱力感（筋力低下）を自覚するようになり、平成5年3月頃より食欲はあるが顔色は不良で体重減少が更に進行してきた。同年7月頃から脱力感はさらに強くなり、時々右前胸部痛が現れるようになった。

平成5年11月の職員検診の胸部X線検査で右中肺野の異常陰影が指摘された。しかし、その時には発熱、咳、痰等の感冒様症状の出現はなかった。

この時の腫瘍マーカーは

CEA（胎児性癌抗原）

1.0 ng/ml（正常範囲 2.5 ng/ml 以下）

フェリチン（貯蔵鉄タンパク）

57 ng/ml（正常範囲 16 ng/ml～225 ng/ml）

SCC（偏平上皮癌・関連抗原）

1.0 ng/ml（正常範囲 1.5 ng/ml 以下）

SLX（糖鎖抗原の一つ）

23 u/ml（正常範囲 38 u/ml 以下）

TPA（ポリペプタイド抗原）

41 u/l（正常範囲 110 u/l 以下）

11月15日トモグラフィー（断層撮影）を施行、『右S_6領域』に約11ミリの結節性陰影が認められる。

12月5日から AST 気功治療を開始。

12月8日胸部CT施行（図2－A）。

12月10日に東邦大学付属大森病院において気管支鏡を施行。細胞診は Class IIIと診断される。しかし、腫瘍の位置が末梢部にあるため、気管支鏡が正確に捕らえられていない可能性も考慮して翌年1月に透視下で針生検を行うことにした。

AST 気功の治療は3日に1回行った。施術者は鈴木（気功歴18年）が月3回、残りを宍戸（気功歴5年）、栗山武志（気功歴4年）、青木陽子（気功歴5年）が担当した。治療を始めて約1カ月後には胸部痛は消失し、顔色も良好となってきた。身体の脱力感も無くなった。12月29日のトモグラフィーでは以前のX線写真と比較して、縮小傾向にあり、辺縁の不明瞭化が見られた。

平成6年2月東邦大学付属大森病院において透視下で針生検を施行する（1月に実施予定であったが本人の都合で延期した）段階で、右肺の腫瘍は全く消失していることがわかった（図2－B）。AST 気功を始めて2カ月半でこの肺の腫瘍は消失したことになる。この患者には投薬は行わず、また AST 気功以外の治療も全く行っていない。

通常、腫瘍の治療に際しては、その過程において内視鏡などで腫瘍の固さ等を観察する。しかし、腫瘍の位置が右肺野の気管の末梢部にあるため、気管視鏡が思うように使えず、縮小、消失する過程を十分に観察できなかったことはデータとしては不十分ではあるが、図2の胸部X線写真から治療前の腫瘍が(A)、2カ月半後には明白に消失していることが確認され(B)、自然消失の可能性がほとんど無いことを考えると、AST治療の効果がよく現れた例といえる。

(2) 大腸ポリープ

症例2　女性40歳

患者はこれまで特別な病歴はなく健康体で過ごしてきたが、平成4年2月、山形県済生会病院の一般検診において上行結腸にポリープが認められ切除した。生検は「Cancer in Adenoma(腺癌)」と診断された。約2年後の平成6年1月大腸スコープにより、上行結腸に8×10ミリの有茎性ポリープが認められ切除する。組織診断は「Focal Adenocarcinoma in Adenoma(腺癌)」でClass 3。

そして平成6年6月大腸スコープにより再び上行結腸下部に5×6ミリ程度と思われるポリープが認められた。この時身体所見、血液所見ともに異常はない。図3―Aはこの時の大腸スコープの写真である。このポリープに対して同年6月10日よりASTの治療が開始された。施術は週1回で鈴木が月1回、残りの3～4回を宍戸が担当した。3カ月後の平成6年9月、大腸スコープにより、鏡視切除を行う。この時の大腸スコープの写真が図3―Bである。これからわかるように以前のポリープとは形態も変化し、縮小している。この時切除したポリープは2×2ミリであった。組織診断は「Hyperplastic Polyp(良性腫瘍)」でGroup 1。

図3―AとBの写真より大腸ポリープはASTの治療を受けて3カ月後に変形、縮小していることが確認された。この写真より判断すると、この良性ポリープは下部はそのままで上部より縮小していくように思われる。治療中に患者は特記すべき身体所見は見られなかった。またこの患者に対してもAST気功以外にいかなる治療や投薬も行っていない。

(3) 大腸腫瘍

症例3　男性37歳

患者は今までに特記すべき病歴はない。健康体でスポーツを愛好し、見るからにスポーツマンタイプである。

平成6年4月、一般検診において便潜血がプラスと診断されたためCTを実施した。この時下行結腸からS状結腸にかけて25×30ミリの腫瘍が認められた。

この他の所見を示す。

身体所見

腹痛	なし
便	正常
その他	異常なし
血液所見	特に異常なし
・腫瘍マーカー	異常なし

大腸腫瘍はきわめて大きかったが、他の所見すべてに異常は認められなかった。この時のCTの写真が図4である。カリフラワー状の腫瘍である。平成6年4月10日からASTの治療を開始した。施術は3日に1回行われ、鈴木が月2回、残りを田中常雄(気功歴3年)が担当した。同年8月、再度大腸スコープ検査が行われた。4カ月を経過した腫瘍の大きさは外観上の変化はなかったが、大腸スコープが腫瘍に当たる感触はゴムまりのように柔軟であった。AST気功の過去の治療記録によれば腫瘍はそれが良性であっても悪性であっても、多くはASTの気を受けることによって腫瘍部分は柔軟化している。今回のこの患者の25×30ミリ大の腫瘍は大腸スコープが当たった時の診断では明らかに柔軟性を持っていた。しかし、このような腫瘍も次の段階としては切除することが通例であるのに、スコープが当たっただけで自然に剝落するという驚いたことがおこった。正確な原因はわからないが次のようなことが考えられている。すなわち大腸ポリープが図のごとく有茎性の場合、先端の部分が変質していても、根元の部分が良性のポリープであることが多く、上部よりも下部の良性のポリープ部位の方がASTの効果をより強く受け、より柔軟化し、その結果根元が弱化、剝落したものと判断した。

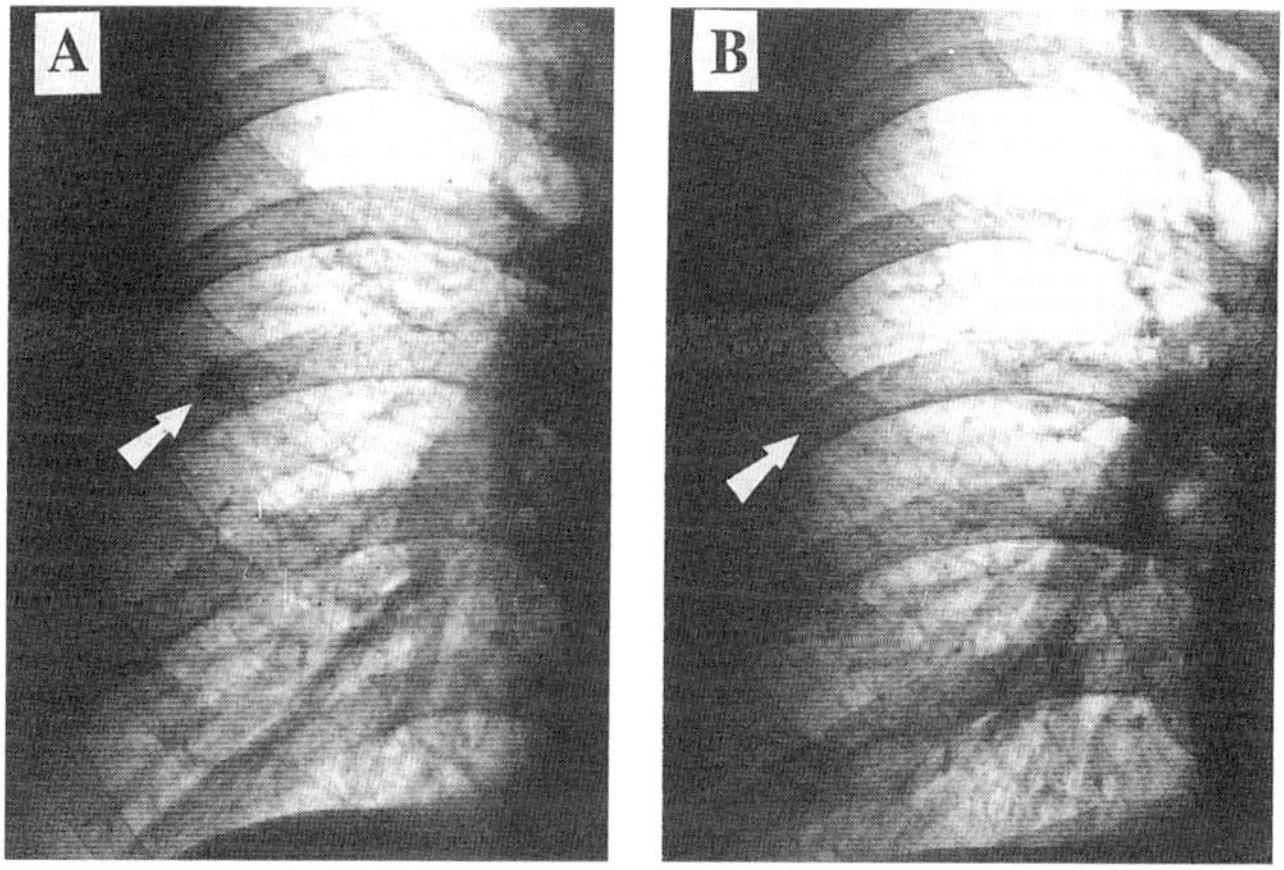

図２　胸部Ｘ線写真

Ｘ線写真フィルムの複写は難しいのでここではポジ焼き付けしたものを示す。したがって白黒は通常のフィルムとは逆になっている。

Ａ：治療前、　Ｂ：２カ月半治療後

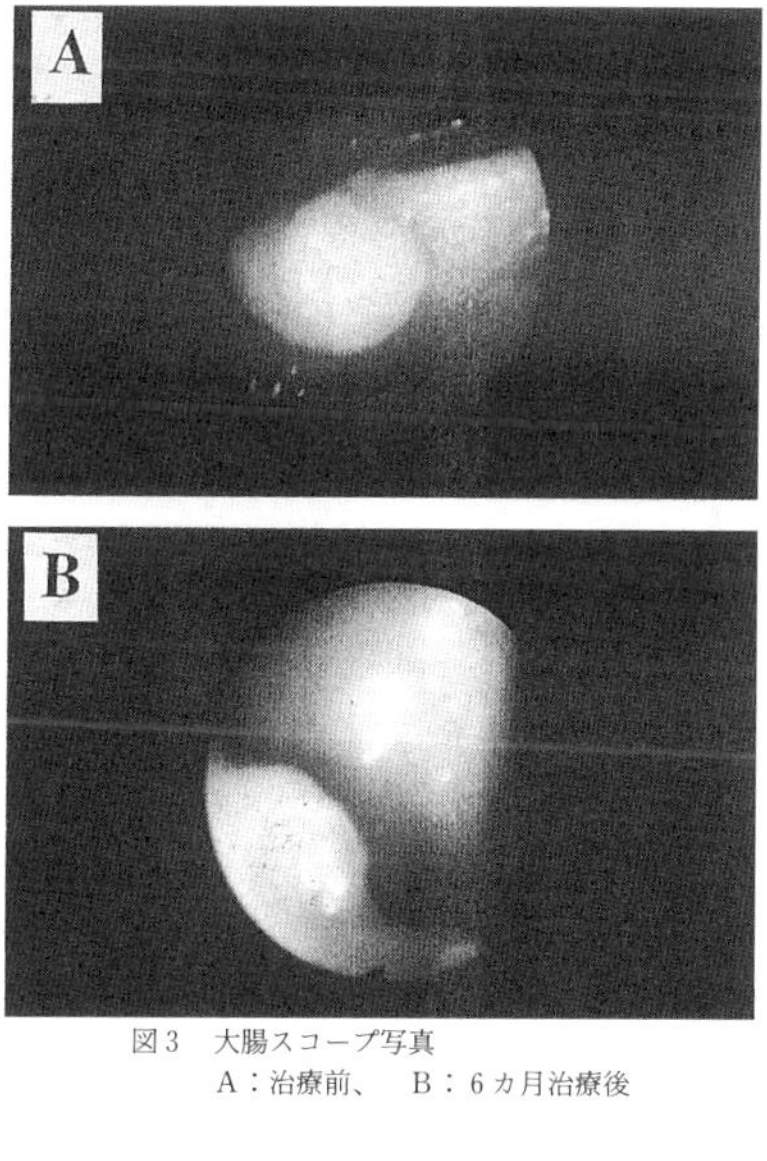

図３　大腸スコープ写真

Ａ：治療前、　Ｂ：６カ月治療後

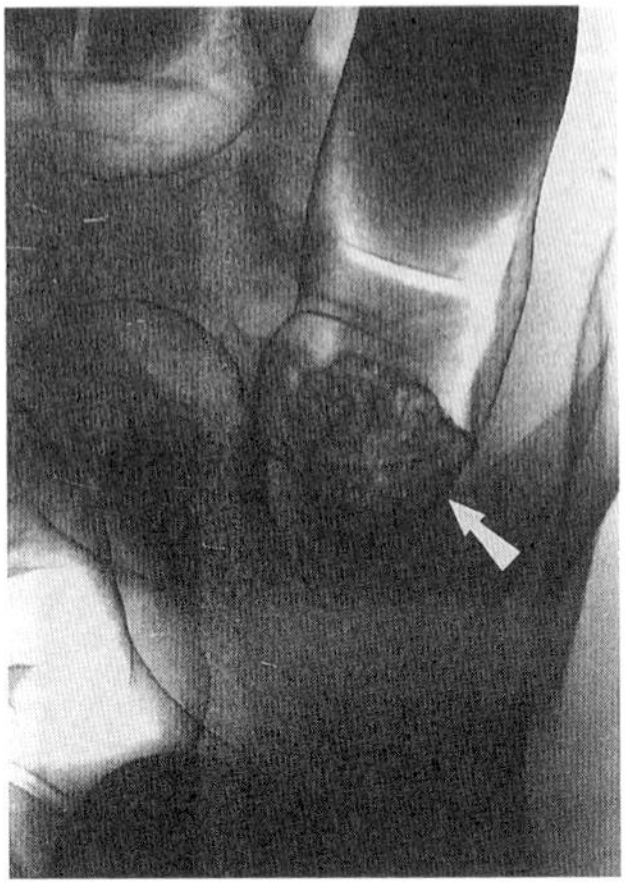

図4　大腸腫瘍CT写真
フィルムのポジ焼き付けを示す。

このように大腸スコープが当たっただけで大腸腫瘍が剝落することは一般には考えられないことであるが、現実にスコープで観察された事象であるのでここに報告する。

なお、この時の患者の生検は「Subulate Adenoma（腺腫）」Class 4であった。

(4)　子宮筋腫

症例4　女性38歳

患者は平成2年3月、生理痛のため近医を受診し、子宮筋腫と判断された。エコーによると57×43ミリであった。その後、1年に1回の検査を受けていたが、特に大きな変化もなくそのままであった。

4年後の平成6年8月2日、ASTの治療を開始した。治療は週1回で、月に1回を鈴木が、残りを小島一詔が担当した。

約4カ月後の同年11月28日には生理痛は緩和し、生理出血は少し多めではあったが減少し、ほぼ正常になった。エコーにおいてはASTの治療を始める前は65×54ミリであったが、現在は55×41ミリである（図5－A）。エコーにお

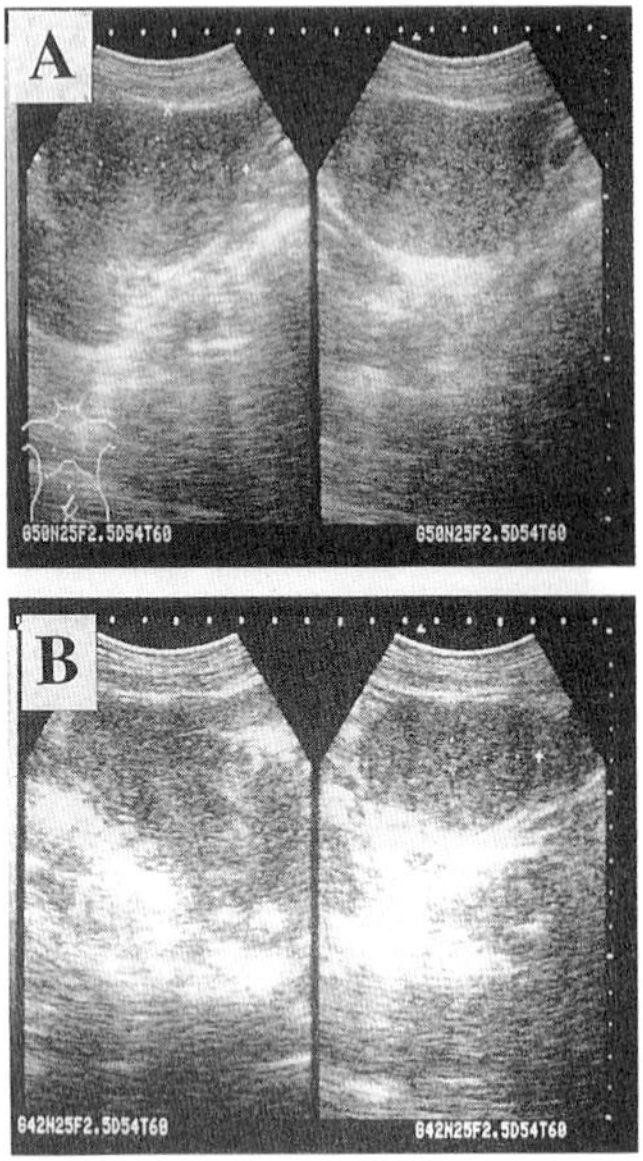

図5　エコーによる子宮筋腫の大きさ
A：治療前、　B：治療後

けるこの程度の値は誤差の範囲にあるともいえるが、生理痛が緩和され、出血量が減少したことに患者は満足した。

子宮筋腫がある程度大きくなった患者を触診すると、子宮上部が固く感じられることが多い。これは下腹部の筋腫が手に当たるためである。この様な子宮筋腫の患者をAST気功で治療すると、どの患者についても筋腫が柔軟になり、ゴムまりのような柔らかさを持ってくる。筋腫は治療の過程で必ず柔軟化するのである。しかし、しばらくするとまたもとの固さに戻る。このように筋腫を気功治療する場合には柔軟化と固化または減少が繰り返されることになる。何故柔軟化するのかは今の所わからない。この柔軟化により、月経痛、月経過多が治るものと判断している。本症例の筋腫の縮小は10ミリで

あったが、筋腫の縮小にもこの柔軟性は関与しているかも知れない。図6はこの患者も含め3名の子宮筋腫の患者の生理出血の消失期をグラフに表したものである。筋腫の大きさは1人は50×45ミリ、もう1人は55×62ミリの患者である。AST気功を受けている患者は3名とも2カ月～4カ月で出血は正常になったことがわかる。また図7は同じ3名の患者の生理痛の消失期をグラフ化したものである。この図より1～3カ月で生理痛は消失していることがわかる。図6、7ともに本人の訴える感覚だけをグラフ化したものであるため、出血や痛みの程度には個人差があると思われるが、消失時期においては信頼できるものと解釈している。

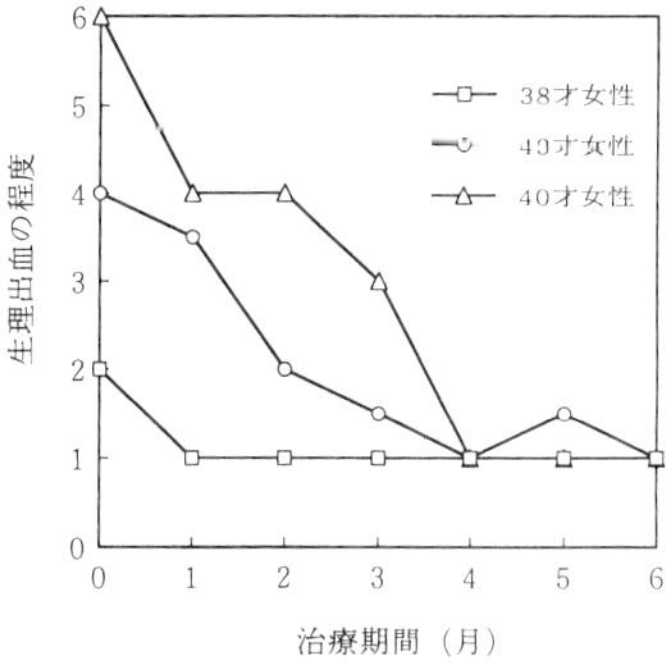

図6　気功治療と子宮筋腫患者の生理出血消失時期の関係　数値に関しては相対的なもので最も強く現れた場合を6、通常を1とした

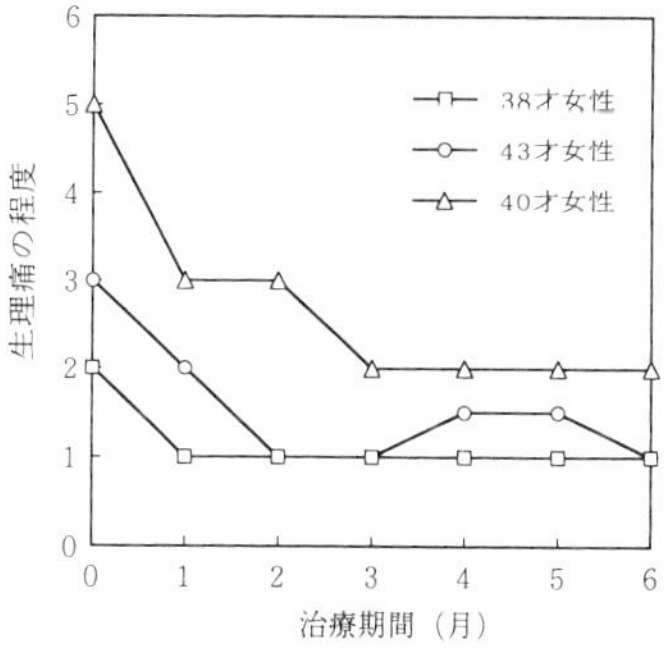

図7　気功治療と子宮筋腫患者の生理痛消失時期との関係　数値に関しては相対的なもので最も強く現れた場合を6、通常を1とした

IV　まとめ

腫瘍はAST気功を受けると柔軟性を持ってくる。これにともない子宮筋腫の患者では生理痛が緩和し、生理出血が減少した。子宮筋腫の患者は月経過多、月経痛が最も大きな問題である。この症状が気功で解決されるならば気功の果たす役割は大きなものといえる。大腸ポリープが縮小していく様子を捕らえた大腸スコープの観察結果から大腸ポリープが気功を受け、縮小し、消失する可能性のあることが示唆された。

また、大腸腫瘍に関しては有茎性の茎の根元が弱化し、剝落した結果を考えるとASTの気功は大腸腫瘍に対しても有効性を持っていることがわかった。肺腫瘍に関しては気管の末梢部に位置しているため、腫瘍が消失していく状態を詳細に観察して解明することはできなかったが、肺の腫瘍が消失した事象は気功の効果として特記すべきことと思われる。

今回は肺腫瘍、大腸ポリープ、大腸腫瘍、子宮筋腫もそれぞれ1名の症例の報告であるのでこれらのデータでしか判断できないが、さらに多くの患者の治療を行い、経過観察及び症例を加える必要があろう。

文献

1）湯浅泰雄：気とは何か—人体が発するエネルギー，NHK Books，第III章，1991.
2）町　好雄：気の測定，人体科学，1：19，1992.
3）Kawano, K., Koito, K., Fujiki, T., and Shinagawa, Y.: EEG and Topography during Chinese “Qigong” Training, Neurosciences, 16, 503, 1990.
4）丹羽靱負：医療用電気機器および気功の健康人・患者白血球機能に及ぼす影響，炎症，には個人差があると思われるが、消失時期においては信頼できるものと解釈している。

IV　まとめ

腫瘍はAST気功を受けると柔軟性を持ってくる。これにともない子宮筋腫の患者では生理痛が緩和し、生理出血が減少した。子宮筋腫の患者は月経過多、月経痛が最も大きな問題である。この症状が気功で解決されるならば気功の果たす役割は大きなものといえる。大腸ポリープが縮小していく様子を捕らえた大腸スコープの観察結果から大腸ポリープが気功を受け、縮小し、消失する可能性のあることが示唆された。

また、大腸腫瘍に関しては有茎性の茎の根元が弱化し、剝落した結果を考えるとASTの気功は大腸腫瘍に対しても有効性を持っていることがわかった。肺腫瘍に関しては気管の末梢部に位置しているため、腫瘍が消失していく状態を詳細に観察して解明することはできなかったが、肺の腫瘍が消失した事象は気功の効果として特記すべきことと思われる。

今回は肺腫瘍、大腸ポリープ、大腸腫瘍、子宮筋腫もそれぞれ1名の症例の報告であるのでこれらのデータでしか判断できないが、さらに多くの患者の治療を行い、経過観察及び症例を加える必要があろう。

文献

1）湯浅泰雄：気とは何か―人体が発するエネルギー，NHK Books，第III章，1991.

2）町　好雄：気の測定，人体科学，1：19，1992.

3）Kawano, K., Koito, K., Fujiki, T., and Shinagawa, Y.: EEG and Topography during Chinese “Qigong” Training, Neurosciences, 16, 503, 1990.

4）丹羽靭負：医療用電気機器および気功の健康人・患者白血球機能に及ぼす影響，炎症，12：63，1992.

5）佐々木茂美，佐古曜一郎，小林泰樹：気功水の電導率変化から見た気の性質，人体科学，2：1，1993.

6）芝田高志，降矢　熒：二重盲検法による気功の人体科学的計測―(5)外気功に於ける血液分析の1例―，人体科学，2：125，1993.

7）町　好雄：「気」のサーモグラフィーによる研究，人体科学，2：71，1993.

8）野村晴彦：二重盲検法による気功の人体科学的計測，人体科学，2：95，1993.

9）鈴木正弘ら：慢性腎不全に対するアストカイロ法の臨床効果について，人体科学，1：71，1992.

10）鈴木正弘ら：慢性腎不全および狭心症に対するアストカイロ法の臨床効果について，人体科学，2：61，1993.

〔受付　1995年1月6日〕

掲載論文

人体科学 8—(2)：49—55，1999〈報告〉

大腸癌腹膜播種例に対するAST気功と現代医学の併用による臨床効果

千　葉　壽　茂※（St. コロンビア大学）
嘉　村　亜希子　（済生会福島総合病院消化器科）
神　谷　信　行　（横浜国立大学工学部）
鈴　木　正　弘　（St. コロンビア大学）

Clinical Effect by AST Chiro Techniques in Cooperation with Modern Medical Techniques on Colon Cancer with Peritonitis Carninomatosa

Toshishige CHIBA (St. Columbia University, Japan School)
Akiko YOSHIMURA (Saiseikai Fukushima General Hospital)
Nobuyuki KAMIYA (Yokohama National University)
Masahiro SUZUKI (Los Angels City University)

The patient whose lifetime was expected to be only 6 month at his first ventrotomy operation was taken cooperated care by AST Chiro treatments and modern medical techniques on his colon cancer with peritonitis carninomatosa and his lifetime was prolonged to one year and nine months without feeling serious pain in daily lives. During these days, the authors have had much valuable experience.

The primary cancer pattern of which maximum size was 60mm after the palpation became as small as not detectable after 17 months' AST Chiro treatment. And also the intrahepatic tumor of which diametric size was 15mm disappeared by 6 months' treatment. During the treatment, the barium camera study clearly followed the change. The patient spent his daily life and worked almost the same way as healthy persons and kept high quality of life for about one year.

For the complication of the terminal stage, "stemming technique of Chiro" was applied to cure the ascites and pleural effusion. After contract of pneumonia, the technique of Corona and Plate-techniques were focussed to the cardio-pulmonary. As the result, his pain in respiration was smoothed and relaxed and the arterial oxygen saturation was increased without any side effect.

Key words: AST Qi-Gong (AST Chiro Qi-Gong), colon cancer, peritonitis carcinomatosa, intrahepatic tumor, quality of life

I　はじめに

癌は早期発見されれば、各種治療により治癒することも稀ではなくなったが、進行癌末期に

※〒436-0004 静岡県掛川市八坂2387
電話 0537-27-2111

対する治療はいまだ確立されていない。癌末期に問題となるのは、疼痛・合併症・精神面に対するケア、Quality of life (QOL) の向上等、緩和ケアとして関心を集める領域となり進歩してきている[1)]。だが、患者ひとりひとりに対しての完全なマニュアルはないのが現実である。アストカイロ気功 (AST 気功) による腫瘍に対する治療の経験は、1995 年の本誌に報告されているが[2)]、今回われわれは、大腸癌腹膜播種の症例の経過中、病院内で AST 気功治療を大きな比重で併用することにより、原発巣の縮小・肝内腫瘤陰影の消失および癌終末期の合併症に対する印象深い治療効果を経験し、現代医学と AST 気功の併用についていくつかの知見を得たので報告する。

II　AST 気功治療方法

AST 気功治療方法の詳細に関しては AST 気功医学[3)] に述べられているが、その原理は、マイナスの気を保持する患部に気功師の手からプラスの気を送ると、プラズマ状態となり体外に放出され、マイナス部分が患部で中和消滅することによって病変が治癒されるのである。

(1)　コロナの技法（図 1-A）

病変へプラスの気を送り、病変のもつマイナスの気を出すことによって、病変の縮小・症状の改善等をもたらす。すべての治療の基本となる。

(2)　カイロの技法（図 1-B）

側頭部より、目標とする病変あるいは症状に身体の内側から気を送る。今回は腫瘍のマイナスの気を内側からより多く出す方法と、胸・腹水等の浸出液の産出される局面に対する「止めのカイロ」を併用した。

(3)　剣の技法（図 1-C）

腫瘍や線維化などに対し、分断することによりマイナスの気をより多く取り出す方法。治療部位は(1)の場合と同じであるが、技法が異なる。

(4)　透析の技法（図 1-D）

血液中のマイナスの気を浄化する目的でおこなう。癌や炎症においては各種のサイトカインや腫瘍細胞のもつマイナスの気を目標にする。

(5)　プレイトテクニックス（図 1-E）

頭頂部よりプラスの気を送り、身体の内側からの、より強力な治療を目的とする。今回は直接癌に対するもの、肺血流に対するものおよび平滑筋・骨格筋等の筋力を上げることにより臓器を活性化させる手法を用いた。

なお、AST 気功治療方法の具体例は本誌 1992 年[5)]、1994 年[6)]、1995 年[2)] 及び 1997 年号[7)] に記載されている。

III　症例　　男性 46 歳

患者は特記すべき既往症はなくこれまでずっと健康であったが、1997 年 2 月初旬、右季肋部痛を発症し、済生会福島総合病院において上腹

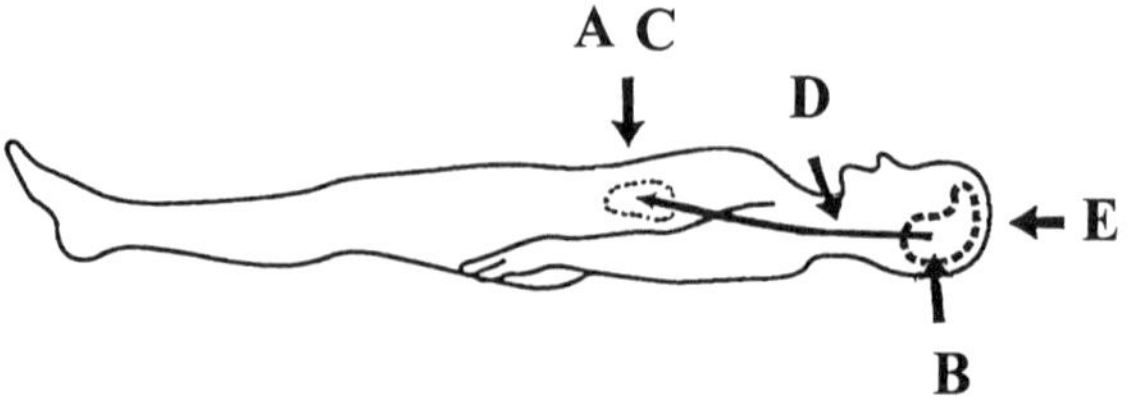

図 1　AST 気功技法概略

部超音波検査により、胆嚢軽度肥大・胆嚢壁肥厚・胆泥等胆嚢炎の所見が認められ入院した。このときは抗生剤投与等で速やかに軽快したので退院したが、その後しばしば同様の疼痛を繰り返すため、同年4月23日手術を行った。開腹時に回盲部大腸癌および腹膜播種（腹膜播種巣からの病理組織診：印環細胞癌）と診断された。胆嚢炎は、胆嚢壁頚部への癌浸潤に起因するものであった。胆嚢摘出および予防的バイパス造設目的に回腸横行結腸吻合術が行われた。原発巣は骨盤・腹膜と癒着し、播種巣が腸間膜・大網全体に広がり、特に肝下面には密集して認められたため、原発巣の摘出はされず閉腹された。患者の生命予後は、およそ6カ月と診断された。

患者は同病院の医師であり、本人の強い希望があったため、病名・進行度等すべて告知された。術後2週間は抗癌剤（5-FU 500 mg/日およびCDDP 5 mg/日）による化学療法が行われたが、患者本人の希望で以後中止された。

1997年6月より、食事療法・免疫療法・漢方薬等と並行してAST気功治療が開始され、同年8月末からはAST気功を治療の柱とし、厳しい食事制限や大量の内服薬治療は除かれた。

AST気功治療は、週4〜7回、各1〜4時間行った。治療には鈴木正弘（気功歴25年）が1カ月1〜2回、田中常雄（気功歴7年）が1カ月1回、残りを篠木正巳（気功歴13年）、嘉村亜希子（気功歴2年）、角田啓子（気功歴6年）および千葉壽茂（気功歴5年）が分担した。

IV　結果

(1)　肝内腫瘤

1997年8月13日、定期的に1〜2回程度行われていた超音波検査で、肝右葉前下区域に径15 mmの腫瘤陰影が発見された。それまでには認められていなかった病変であり、転移巣と診断された。以後週4〜6回、1〜2時間、コロナの技法・剣の技法・カイロの技法・プレイトテクニックスにより治療を行った。

図2は8月18日に撮った肝内腫瘤性病変の超音波検査の結果である。輝度の高い雪だるま型の腫瘤陰影が、肝右葉、門脈断面の傍らに認められる。

図3は集中的に治療を行った後の8月20日の検査結果であるが、陰影の軽度増大と輝度の低下が認められた。このような所見上の増大と縮小を繰り返しながら、陰影は次第に淡く描出困難となった。

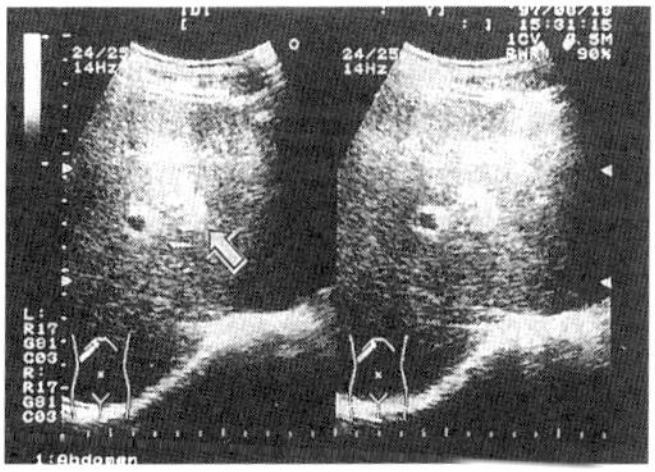

図2　肝内腫瘤性病変の超音波影像、1997年8月18日

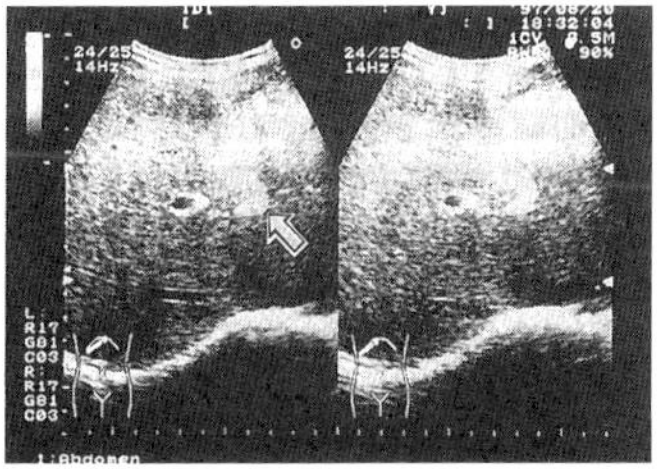

図3　AST治療後の肝内腫瘤性病変の超音波影像、1997年8月20日

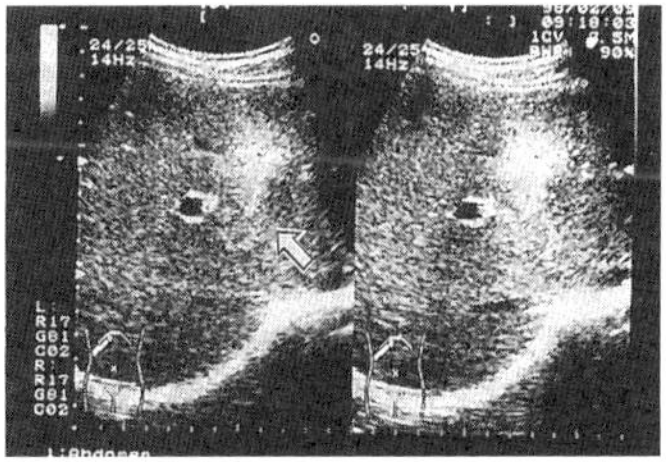

図4　エコー所見、1998年2月

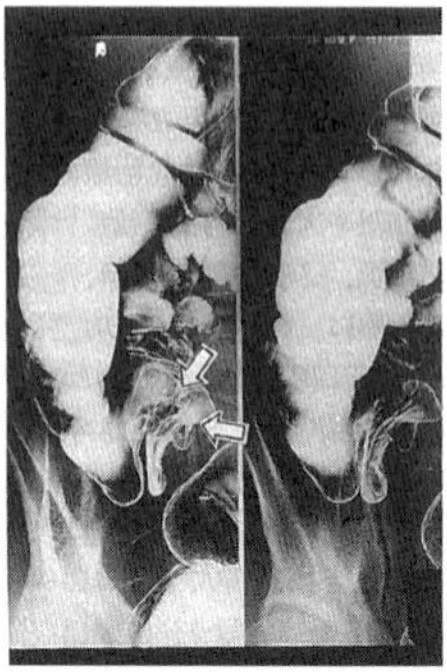

図5　大腸透視所見、1997年5月21日、矢印は大腸癌の部位を示す

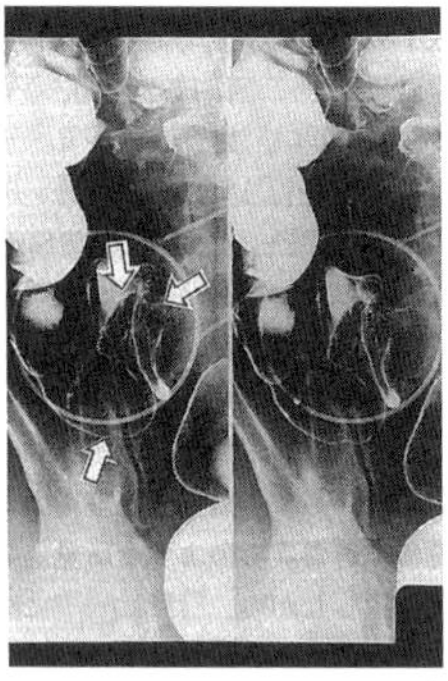

図6　大腸透視所見、1997年12月25日、矢印は原発巣を示す

図4に示す通り1998年2月エコー所見上腫瘍陰影は消失した。以後同部の再発はなく肝内に新しい病変の出現は認められなかった。

⑵　原発巣

図5は1997年5月21日の大腸透視所見である。回盲部に、不整な隆起を有する大腸癌の一部が見られる。大腸盲端及び回腸盲腸移行部（バウヒン弁）は腫瘍による進展不良のため描出不

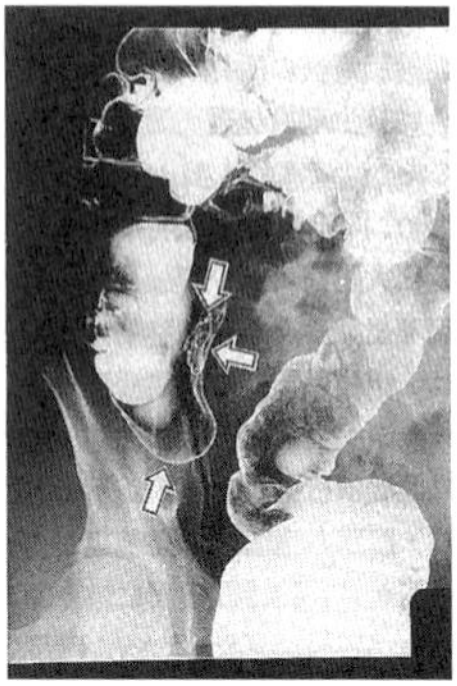

図7　1998年3月17日の所見

良である。この病変および周囲への浸潤腹膜播種巣に対しても、コロナ・剣・カイロの技法とプレイトテクニックスを行った。

図6は1997年12月25日の大腸透視所見である。原発巣の隆起表面の不整が平坦化している。盲端は描出可能となり、バウヒン弁からの回腸側へバリウムの流入が見られ、腫瘍による圧排と伸展不良が軽減されたことが解る。

図7は1998年3月17日の所見である。盲端およびバウヒン弁からの測定で、前回所見に比して腫瘍径（高さ）の約30%の縮小がみとめられる。急峻であった腫瘍の粘膜面からの立ち上がりも、前回に比して鈍角にかつ滑らかになっており、表面の形態の変化も明らかである。

原発巣は、初回手術後は右下腹部にわずかに触知される程度であったが、1997年8月には明確に触知できるようになり、触診による最大径は約60㎜までにもなった。しかし、AST気功治療により次第に縮小し、1998年10月同部の膿瘍を形成し、自壊排膿した後創部は治癒し、1998年11月末には腹壁からの触知は不能となった。

⑶　Quality of lifeについて

1997年8月の肝内腫瘤の発見を契機にそれまで治療の中心として行われていた免疫療法

（経口薬・注射製剤）は、患者の判断で減量され、食事療法も厳しいものからできる範囲のものへと徐々に切り替えられた。このように治療の中心をAST気功治療に切り替えていくことによって、患者自身に対する多量の内服薬や食事制限といった負担が軽減されることとなった。退院後7カ月間は、ほぼ通常の生活と就労が可能であった。1997年12月より食事摂取量の低下と散発性の腹痛がみられた。症状経過からは、消化管の狭搾が疑われた。小腸透視により、空腸の狭搾と口側腸管の拡張を認めた。

この頃は、患者自身がAST気功治療の研修を受講していたため、治療に協力的であり、治療時間を1日3〜4時間、連日の治療も行われ1回毎に腹痛や満腹感の軽減等ある程度自覚的に改善感が得られるまで十分に治療することができた。癌の進行を遅らせるべく腹部全体に前述の癌に対する治療を行うとともに、消化管の通過および腹痛の軽減を目的にコロナの技法とプレートテクニックスを行った。

治療は、1〜2人がコロナ中心に、プレートテクニックスは交代で行った。剣の技法については、施行中に疼痛を感じる場合があるため、疼痛が強い際は休み、患者にできるだけ苦痛を与えない範囲で施行することとした。

この方法で、1998年4月まで通院にて生活可能であったが、癌性腹膜炎による空腸狭搾により径口摂取困難となり、中心静脈栄養による栄養管理および空腸瘻造設が必要となり、再入院となった。

(4) 癌終末期合併症

① 腹水・胸水

再入院後より1998年6月に空腸瘻造設術が行われるまでの間、左胸水と脾臓・横隔膜間の腹水が認められ、各々数回ずつ、苦痛軽減目的のためにベットサイドにて穿刺排液された。採取された腹水・胸水から腫瘍細胞は検出されなかった。この間AST気功治療は、コロナの技法とともに、特に胸・腹水の浸出する胸膜面、癌浸潤が予想される横隔膜、大網・腸間膜の表面といった各面に対して腹水・胸水の浸出・産生を止める目的で「止めのカイロ」を行った。

空腸瘻造設術の術中、胸水を除去するために左胸腔へ胸水ドレナージチューブが挿入され1200 mlの排液があったが、その排液を最後に再貯留なく、1週間後に抜去された。ドレナージチューブからの薬剤の投与は行われていない。腹水についても再貯留なく、その後の7カ月間の経過中に患者が胸・腹水に悩まされることはなかった。

② 肺炎

患者は長期臥床や体力低下による誤嚥、抵抗力の減弱による易感染性等から1998年11月肺炎を発症し、抗生剤・ステロイド剤・気管支拡張剤・酸素投与等により治療が行われた。日和見感染症の合併、低酸素血高二酸化炭素血症等、癌末期に発症する難治な肺炎の典型的な経過がみられ、1999年1月末永眠した。

AST気功治療としては、この時期は患者の苦痛軽減のみを図り、呼吸苦の軽減、動脈血中酸素分圧の上昇のため心肺へのコロナの技法、肺血流増加および肺組織の活性化のためプレイトテクニックスをおこなった。2時間の肺への集中的な治療により、血中酸素飽和度は施行前94%であったものが施行後97%へ上昇し、呼吸苦の改善が得られた。12月下旬以降は自覚的な呼吸苦および呼吸促迫に対してのみの治療となり、定量的評価は行われなかった。

V 考察

(1) 臨床効果

初回手術時、大腸癌の腹膜播種巣は二次性の胆嚢炎をおこす程広範に進行し、原発巣摘出ができなかった。また、大腸癌の組織型としては比較的稀で尚且つ悪性度の高い未分化癌（細胞内に粘液産生を伴う印環細胞癌）であったこと等から、手術執刀医および主治医はともに抗癌剤治療が奏功したとしても患者の生命予後は6カ月と判断していた。さらに、患者の年令が若く癌の悪性度が高いので、癌が速やかに進行することが予想された。合併症による苦痛、癌性腹膜炎による腸閉塞、癌性疼痛及び胆管への癌浸潤による黄疸等が3〜4カ月後頃には発症し、対症療法による苦痛との戦いになるのではないかと当初から危惧されていた。

術後、患者の希望により薬物療法は 2 週間で中止され、免疫療法・食事療法を含む他の治療法も 1997 年 8 月以降は減量あるいは中止されており、AST 気功治療を柱とした治療により、1 年弱におよぶ非常に長い期間、通常の生活と就労という高い Quality of life が維持されたことは、特筆すべきものとおもわれる。

既出の図にみられるように肝内腫瘤性病変の消失や大腸透視所見の改善といった、画像上にとらえられる変化も、その時期にみとめられている。これらの所見は、癌治療として Partial response と判定される効果を上げており[8]、はじめの 1 年間の素晴らしい Quality of life の維持につながるものと思われる。

残念なことに、再入院後はベッドに臥床したままの生活であったが、その中で患者の希望に合わせ、連日 1〜3 時間の治療時間をとることができた。この病室内での継続的な治療により胸・腹水の再燃を防いだこと、難治な肺炎においてもモルヒネ・向精神薬・ステロイド剤・酸素投与などで改善できない呼吸苦を軽減し安静を得たことは、終末期医療のなかで、大きな収穫であったといえる。

そのほかに、体力低下に伴う嚥下困難に対するカイロの技法、発熱に対する透析の技法等で効果を得ている。これらの合併症は、実際には治療効果を数値や画像として評価することは困難な領域である。しかし、いずれも癌末期には多く認められる合併症であり、各種の薬剤等でも治療に難渋する上、患者の苦痛が大きいのが現実である。AST 気功治療によって患者のこれらの苦痛が軽減された経過は、今後の治療に生かされるべきと思われる。

また、癌終末期治療のような重症者に AST 気功治療による一定の効果を期待する場合、進行度により当然差はあると思われるが、治療回数、治療時間を十分にとることや治療師の治療レベルと人数が大きな要因になることが示唆された。

(2) 現代医学と AST 気功治療の併用について

今回は、患者および主治医が他の治療法に比して AST 気功療法の優位性をいち早く認識して、AST 気功を学びながら AST 気功治療に参加していたので、病室においても病院内通常治療と AST 気功治療の併用が比較的スムーズに行われ、以下のような知見を得ることができたのである。

① 病院での医療と AST 気功治療の併用

中心静脈栄養による栄養管理、薬剤投与や酸素吸入等による苦痛軽減、小腸瘻造設や穿刺排液等の外科的処置および数値や画像による診断等は病院で通常行われる医療に優るものはないが、AST 気功治療では副作用なしで消化管通過等の機能改善、浸潤・転移部等の異常の早期感受、癌病巣の縮小・消失および肺炎の治療や呼吸苦の軽減等の効果があり、これらを併用してこれまでは考えられない治療効果が得られた。

② 異常の早期感受

浸潤や肺転移をいち早く感受したのは治療中の気功師の手であった。病変部位からの気の出かたにより異常を感受してから、超音波検査で画像としてとらえるまでには相当の日数を要する。気功師の手による異常の早期感受と、病院の数値や画像による診断とを併用すれば病変の早期発見・早期治療に大きく資することができると思われる。

③ 外科医と AST 気功の連携を

AST 気功治療における癌治療は、転移を抑えながら癌細胞に気を通すことによって癌病巣を縮小させ、ついには消失させるものである。また、癌を治すには、原発巣および転移巣の数と大きさに比例して気の強さ（気功師の治療レベル）と治療時間の長さが必要となる。

今回の経過では触診で径約 60 mm の原発巣が 17ヵ月間の AST 気功治療により理学所見上触知されなくなるまで縮小したが、原発巣治療に用いられた時間と労力、又その間に別な部分で進展していた癌性腹膜炎のことを考えると初回手術時に原発巣が摘出され、直ちに AST 気功治療を開始すれば、腹部全体に対する治療がより十分にでき、有利に癌と戦うことができたと思われる。

④　医療技術者にAST気功の普及を

AST気功治療による気の作用は、気功師の意識に沿って発功されるため、病変あるいは臓器に対する意識が明確である程大きくなる。一方、医師や看護婦等の医療技術者は、病理学、解剖学および生理学等に精通しているので、患部の状態や改善すべき内容を明確に意識するのが容易である。したがって、医療技術者がAST気功を学べは、速やかに高い治療レベルに達することが期待できる。勿論、気功師が病理学を学んでいかなければならないことは論を待たないが、AST気功と現代医学の併用を進め総合的な医療を発展させるには、医療技術者の中にAST気功を普及していくことに力を入れなければならないと思う。

IV　おわりに

今回の経験から、AST気功治療の癌に対する治療技術、癌終末期の合併症に対する副作用のない効果的なアプローチ、現代医学との併用による利点等を見いだすことができた。患者であり医師であったH.M.氏は、AST気功を知る医師として、驚くべき粘り強さで最後まで自分の治療に参加した。氏は、文字通り命をかけて現代医学とAST気功治療の結びつきを実践されたのだと思う。氏に対して深く敬意を表するとともに、この経験を今後の癌診療とAST気功治療の進歩に生かすよう、今後も検討を重ねていく決意である。

文献

1）恒藤　暁：最新緩和医療学，最新科学社，p.1，1999.

2）鈴木正弘，神谷信行他：腫瘍に対するアストカイロ気功の臨床効果について，人体科学，4：71，1995.

3）鈴木正弘：AST医学，基礎編，佐久書房，p.32，1995.

4）鈴木正弘，神谷信行他：慢性腎不全に対するアストカイロ法の臨床効果について，人体科学，1：71，1992.

5）鈴木正弘，神谷信行他：慢性腎不全及び狭心症に対するアストカイロ法の臨床効果について，人体科学，2：61，1993.

6）鈴木正弘，神谷信行他：慢性腎不全及び高血圧症に対するアストカイロ法の臨床効果について，人体科学，3：15，1994.

7）鈴木正弘，神谷信行他：肩関節周囲炎に対するアストカイロ法の臨床効果について，人体科学，6：64，1997.

8）大腸研究会編：大腸癌取扱い規約，金原出版，p.37，1994.

〔受付1999年7月8日〕

人体科学 9—(1)：61—65，2000〈資料〉

肺腫瘍に対するアストカイロ気功の効果

千　葉　壽　茂*　（St.コロンビア大学）
嘉　村　亜希子　（済生会福島総合病院）
神　谷　信　行　（横浜国立大学工学部）
鈴　木　正　弘　（St.コロンビア大学）

The Treatment Effect of AST Chiro Techniques on Lung Tumors

Toshishige CHIBA (St. Columbia University)
Akiko YOSHIMURA (Saiseikai Fukushima General Hospital)
Masahiro SUZUKI (St. Columbia University)

AST Chiro Qi-Gong (AST Qi-Gong) has been shown in several reports to have a potential effect on chronic diseases, especially so-called "incurable diseases". We report here the effect of this treatment on two lung tumors. In these cases, the defected part observed on CT scan disappeared under the treatment of 4 and 10 months, respectively and no recurrent lesions have been recognized afterwards. The statistical analysis showed that there is a significant correlation between tumor size and treatment period in the cases of lung tumor. It is necessary to clarify furthermore the effectivenss of this treatment on the rate of healing, i. e., the time required for cure.

Key words: AST Qi-Gong (AST Chiro Qi-Gong), Qi-Gong treatment, lung tumors

I　はじめに

アストカイロ気功（以下 AST 気功）が、慢性腎不全、狭心症、高血圧症および腫瘍等の慢性疾患や難病といわれる疾患に対して効果を発揮することを、これまでに報告してきた[1-5)]。

現代医学でも難治とされる疾患の一つは癌であるが、種々の段階の癌及び腫瘍の３例に対して、AST 気功治療により縮小あるいは消失といった効果が認められた。このうち、大腸癌腹膜播種についてはすでに前回[5)]報告したので、ここでは肺腫瘍の２例について報告する。

II　目　　的

AST 気功治療を行った癌及び腫瘍症例について、部位・大きさ・進行度等、治療開始時期の異なる３例、4 部位を対象に、治療効果を検討してきた。いずれの症例も AST 気功治療のみで行う場合と AST 気功治療を主体として行う場合とあるが、AST 気功治療法についてはこれまでに報告した方法を用いた[1-5)]。3 例の中、大腸癌腹膜播種については詳細な報告[5)]をしているが、AST 気功治療が末期癌患者の苦痛軽減に対してだけでなく、肝内腫瘤を消失させることにも効果的であったことがわかった。苦痛軽減

※〒436-0004　静岡県掛川市八坂2387
Tel 0537-27-2111

に対する薬剤・処置・酸素投与等だけではなしえない部分に対して、このAST気功治療を補助的に使うことによって著しく治療効果を上げることができた。

ここで対象とした患者及び疾患は以下の通りであるが、AST気功治療を施し、経過及びその効果について詳細に検討することを目的とする。

1）47才女性。肺腫瘍。

2）41才男性。肺腫瘍。

III 経　過

症例1）47才女性。肺腫瘍。

咳のため胸部X線撮影を受け、左肺野の異常（図1矢印）を指摘されて1995年5月23日胸部CT検査が施行された。左肺野に径10×15 mmの類円形の腫瘤性病変（図2矢印）を指摘された。CT所見上は肺癌の診断であったが、腫瘍マーカーおよび喀痰細胞診等は陰性であった。患者がそれ以上の検査（気管支鏡・生検等）および診断的治療としての手術を望まず、希望にてAST気功治療のみを行った。図3の経過表に示す通り、治療は連日～週5日間1日1時間程度、ほぼ1年間行われた。図4は1995年9月16日のCTである。腫瘍は前後方向に非博化する形で、径6×10 mmに縮小している。図5

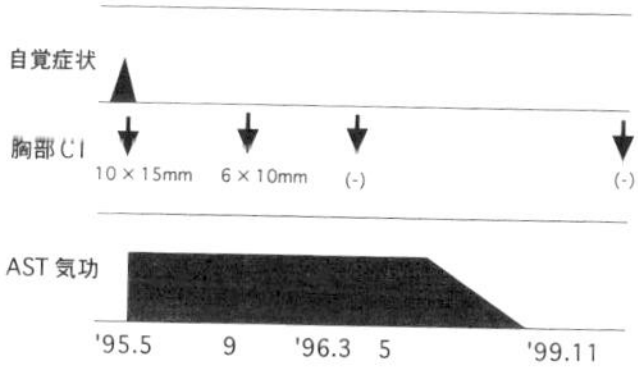

図3　症例1）経過表。

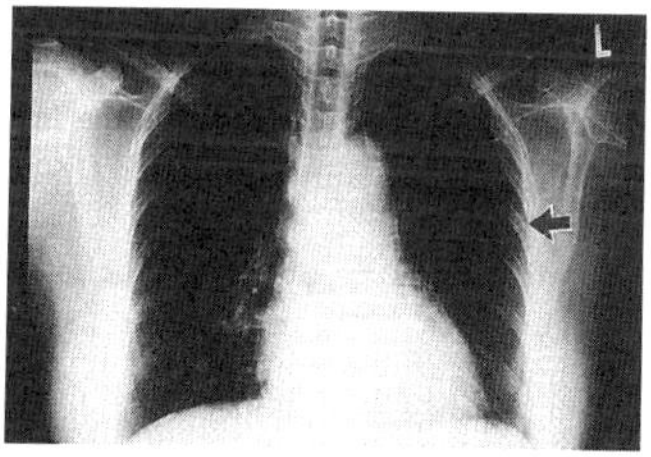

図1　初診時胸部単純X線写真。矢印に、肋骨と重なる類円形陰影を認める。

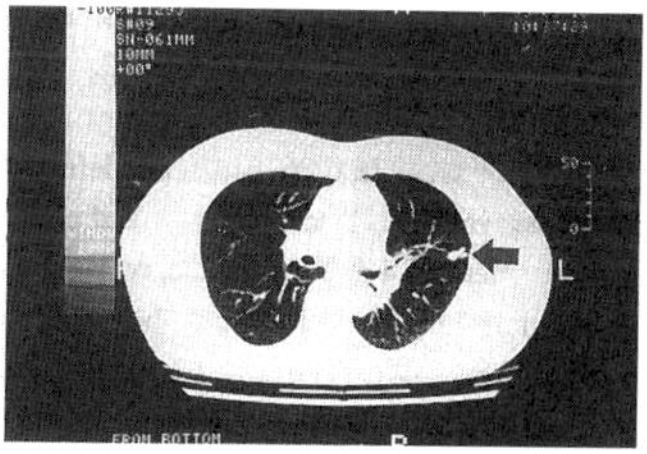

図4　1996円9月16日胸部CT。左肺野矢印に示す腫瘍は径6×10mmに縮小している。

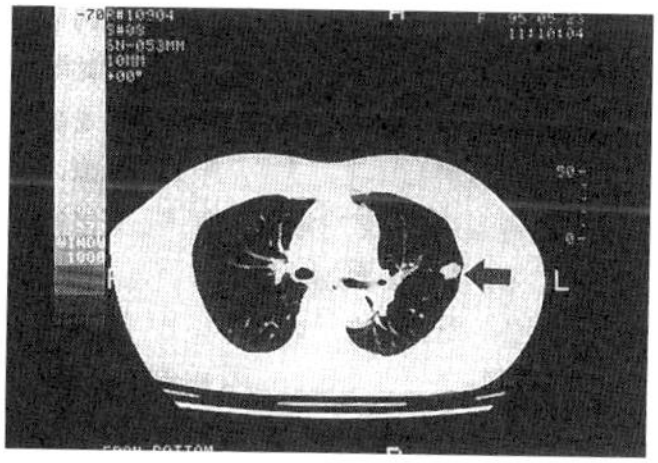

図2　1995年5月胸部CT。左肺野矢印に、径10×15mmの類円形腫瘍性病変を認める。

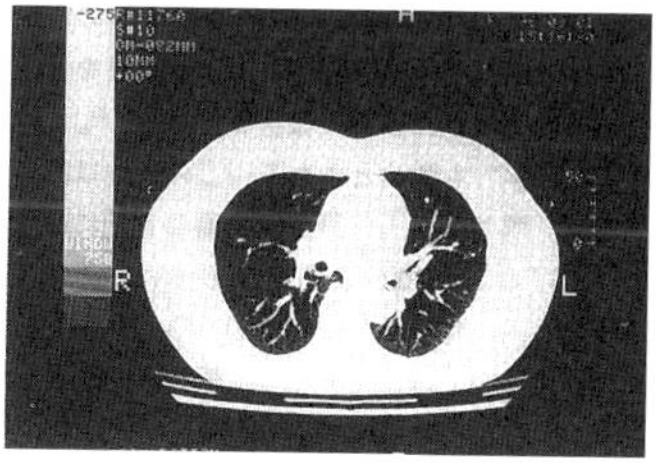

図5　1996年3月1日胸部CT。腫瘍陰影の消失を認める。

に示すように1996年3月1日には、CT上で腫瘍は指摘できなかった。AST気功治療は開始より約1年後、治療回数を週1〜2回に減らし、さらに漸減しつつ終了した。これまでの経過をみている限り、再発および他病変の出現は認められず、通常の生活を送っている。

症例2）41才男性。肺腫瘍。

既往歴に特記すべきことは無いが、ほぼ20年間にわたって20本／日の喫煙歴あり。1992年10月より、特に誘因なく全身倦怠感および右頸部から上肢にかけての違和感を自覚した。1993年3月頃より同症状の増悪とともに、軽度の体重現象あり。同年7月より右胸痛発症したが、放置していた。11月職場の検診にて胸部X線写真の異常を指摘され、精査がおこなわれた。血液生化学的検査に異常はなく、腫瘍マーカー(CEA、SCC、TPA等)はいずれも正常範囲内であった。図6は1993年11月15日の胸部断層撮影である。右肺野中部背側のS6領域に類円形10 mm大の腫瘤陰影が認められた。12月2日のCTでは右肺S6領域に胸膜と接する12×8 mm大の腫瘍(図7矢印)を認めた。肺癌の診断のもとに気管支鏡検査がおこなわれたが、病変が肺野末梢であったため組織採取は困難であった。喀痰細胞診からはClass Ⅲの診断であった。1994年1月に経皮的針生検が予定され、手術等の治療方針については、組織診断を待って決定されることとなった。この間、患者の希望で1993年12月5日より、AST気功治療が開始された。図8の経過表に示す通り治療は週3回程度5人の治療師が交代でおこなった。経過観察目的で施行された1994年1月5日のCT（図9矢印）では、腫瘍は5×5 mmに縮小していた。この頃患者の右胸痛はほとんど消失していた。そのため1月中はAST気功治療の

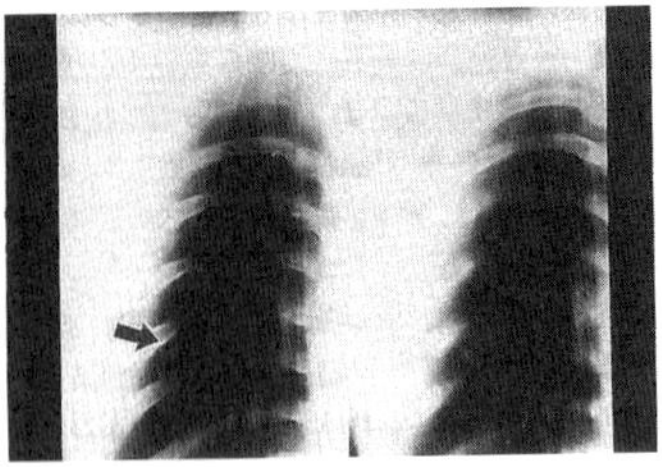

図6　1993年11月15日胸部断層撮影。矢印に径10 mm大の類円形腫瘍陰影を認める。

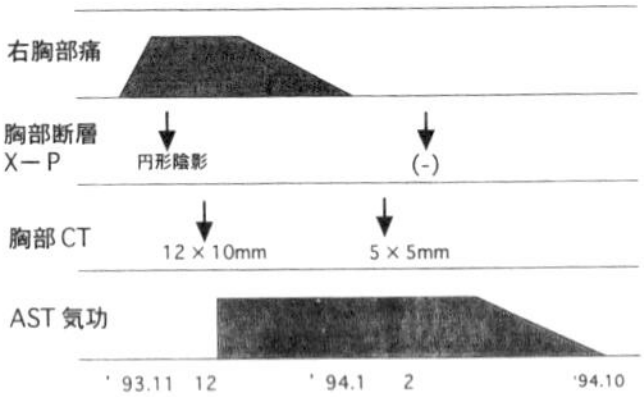

図8　症例2）経過表。

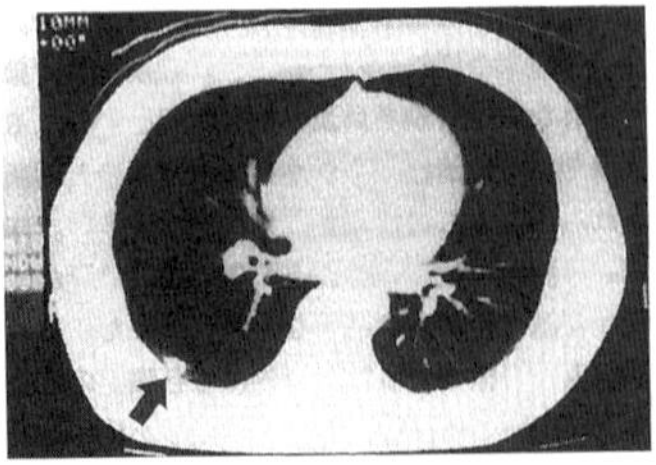

図7　1993年12月2日胸部CT。右肺S6領域矢印に、径12×8mmの胸膜と接する腫瘍を認める。

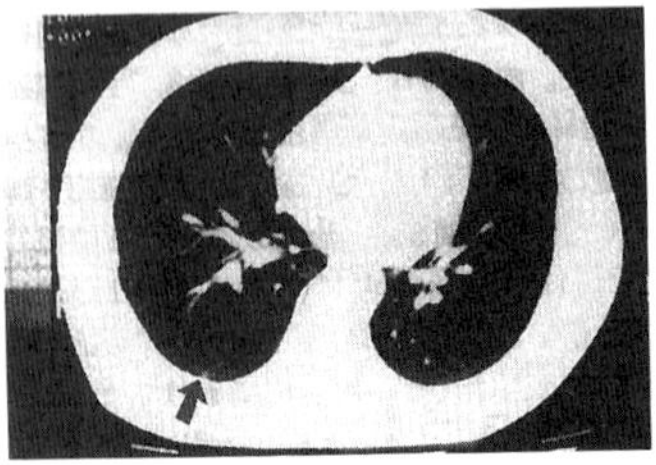

図9　1994年1月5日胸部CT。矢印に示す腫瘍は径5×5mmに縮小している。

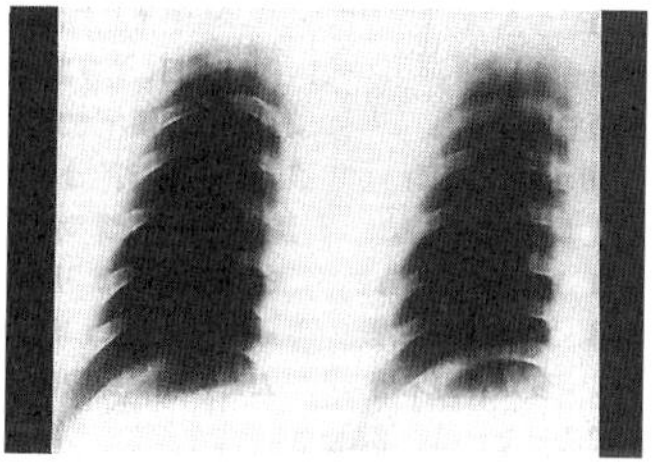

図10　1994年2月5日胸部断層写真。腫瘍陰影の消失を認める。

みが行われ、2月に経皮的針生検予定となった。図10に示す2月5日の胸部断層撮影において腫瘍陰影は観察されず、生検は中止された。以後AST気功治療は漸減されたが、現在まで患者は健康で、職場検診等でも異常は指摘されていない。

Ⅳ　結　　果

今回検討した2例は各々時期の異なる癌および組織診断が得られない癌疑いの腫瘍で、AST気功治療が治療の全てまたは中心となった例である。肺腫瘍の症例1）、症例2）はAST気功治療により4ヶ月〜10ヶ月の間にCT上陰影消失をみており、さらにどちらも現在に至るまで病変の再発再燃はみられていない。症例1）は、4ヶ月で胸部CT上腫瘍径が10×15 mmから6×10 mmと約60%縮小が認められ、10ヶ月後に腫瘍陰影消失が確認されている。この間2人の治療師により、1時間／日×220時間および1時間／日×40時間合計260時間の治療が施行された。症例2）は、3ヶ月間で胸部CT上腫瘍径12×10 mmから5×5 mmと約80%の縮小が認められ、4ヶ月後に腫瘍陰影消失が確認されている。この間5人の治療師により、1時間／日×60時間の治療が施行された。図11のグラフに示すとおり、この2症例についての治療時間と縮小率は直線的に推移するわけではなかったが、ある程度大きさと治療時間に相関があることが示唆された。大腸癌腹膜播種の例では、20 mm大の肝内腫瘤が6ヶ月で消失した[5]。この間の治療は1〜3人の治療師により約900時間施行されたが、前記した大腸癌原発巣および広範に広がった腹膜播種巣等も併せて加療しており、それらの中で小さい病変であった肝内腫瘤のみが消失に至ったと考えられる。同じ時期に大腸癌原発巣は縮小し、X線計測では4ヶ月間で30%の減小をみとめ、腫瘍表面の形態および周囲の腸管壁の伸展性にも改善がみられた。結果的には癌に対する効果は一時的なものにとどまったが、予想をはかに上回るQOLの維持と延命をもたらし、さらに終末期においては薬物等で抑えきれない苦痛を除くことができた。

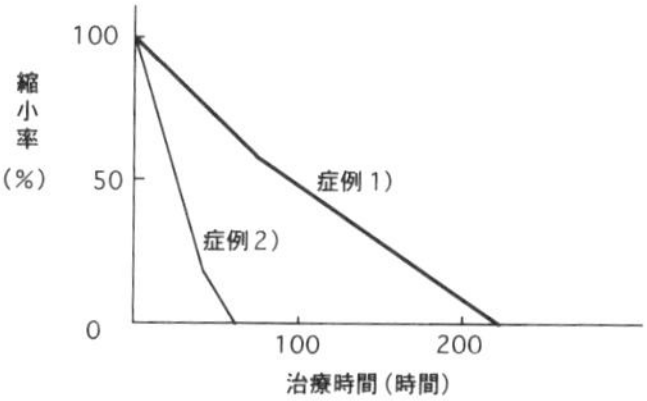

図11　肺腫瘍症例1）および2）についての腫瘍縮小率と治療時間の関係。

このように癌の中でも進行度合いによってAST気功の効果の程度は異なるものの、良性の肺腫瘍に大抵は顕著な効果が認められた。

Ⅴ　考　　察

AST気功治療は特定の疾患に対してのみ効果的というのではなく、病院で診療を受ける疾患のほとんどに治療をおこなうことができる。しかし能率や経済性などから、救急疾患は対象とされないことが多い。逆に、現代医学による治療でもその治療が明らかに限界があると判断される患者がこの治療をうける場合が多い。末期癌患者の治療の中で、AST気功治療は延命や苦痛軽減に対しては顕著な効果が現れた。これは腫瘍を目標とする技法以外にも各臓器の機能向上を意識した技法、血流を意識した技法があり、それらが生かされた結果と思われる。病院での癌診療はインフォームドコンセントの概念が導入され、手術や化学療法、放射線療法などの効果と副作用が治療開始時にある程度明確にされ、癌の病名および病状の告知も一般的となってきている。また一方では癌に罹患した際、死を早くから現実のもとのして認識、よりよい人生を送るための緩和ケア学の進歩により、死を迎えるまでのケアの質は向上してきている[6)]。これらは、疾患や患者個人の人生や生活に則したものである反面、生命予後や治癒に対する病院以外の様々な治療法が注目され、検証され、一部推奨されるに至っている。我が国でも最近では癌に効くという様々な治療法が注目され、代替療法という言葉も周知のものとなった。代替療法においては、疾患と効果の相関関係が今のところ明確でないが、当初誰もが治癒に対する希望を持つ場合が多い。しかし、代替療法の多くは、治療効果が十分に検証されているわけではないため、いざ選択する際に患者や家族が困惑する場合が少なくない。また、保険診療ではないことから、非常に高価である場合もある。他に治療法の見い出せなかったとき、臨床的に効果が不明瞭であっても患者や家族は納得するか、あるいは信じる他無い場合もみられる。今後これらの有効なものが選べるようなめやすを見いだすことであると思われる。AST 気功治療も代替療法に属する位置にあり、癌や患者の状態と治療効果の関係を検討することは今後も非常に重要であると思われる。難治な疾患でも良性のものであれば、時間をかけた治療計画をたて、治療にあたることができる。しかし、悪性の癌のように進行すれば死に至る疾患では時間的な制約がある。そのため腫瘍量と治療時間および効果についてさらなる検討が重要であり、今後さらに症例を重ねる必要があると思われる。今回の結果から、腫瘍量が少ない時にはAST 気功治療は有効に働くことが示唆されたが、多くの場合、他に治療法の見いだせない進行した癌患者がこの治療を選ぶことの方が多いので、癌に対する AST 気功治療の今後の課題は、短時間により多くの腫瘍に作用する効果的な技術を開発することである。AST 気功による治療の気は治療師の意識とともに発功され、全身を治療することが可能であることを生かし、剣の技法、透析の技法、プレートテクニックス等を用いた、他臓器への腫瘍の転移の抑制、腫瘍の栄養血管の阻害、あるいは増殖脳の抑制等腫瘍の破壊以外の技術を明確にし、時間あたりの効果を拡げていくことが必要であると思われた。

文　献

1）鈴木正弘，神谷信行他：慢性腎不全に対するアストカイロ法の臨床効果について，人体科学，**1**: 71, 1992.

2）鈴木正弘，神谷信行他：慢性腎不全及び狭心症に対するアストカイロ法の臨床効果について，人体科学，**2**: 61, 1993.

3）鈴木正弘，神谷信行他：慢性腎不全及び高血圧症に対するアストカイロ法の臨床効果について，人体科学，**3**: 15, 1994.

4）鈴木正弘，神谷信行他：腫瘍に対するアストカイロ気功の臨床効果について，人体科学，**4**: 71, 1995.

5）千葉壽茂，嘉村亜希子他：大腸癌腹膜播種例に対する AST 気功と現代医学の併用による臨床効果について，人体科学，**8**: 49, 1999.

6）恒藤　暁：最新緩和医療学，最新医学社，p. 1, 1999.

〔受付 2000 年 1 月 11 日〕

人体科学 11—(1)：9—17, 2002〈原著〉

アストカイロ（AST）気功が
癌細胞のアポトーシスに与える効果

— 消化器癌における病理組織学的検討 —

北　村　幸　郷*　(鳥取大学)
嘉　村　亜希子　(済生会福島総合病院)
鈴　木　正　弘　(St. コロンビア大学)

Effects of AST Chiro Qi-gong on the Apoptosis of Cancer Cells : Histopathological Study in Gastrointestinal Cancer

Yukisato KITAMURA (Tottori University)
Akiko YOSHIMURA (Saiseikai Fukushima General Hospital)
Masahiro SUZUKI (St. Columbia University)

AST Chiro Qi-gong (AST Qi-gong) has been reported about the effects on several diseases including cancer, hitherto. Authors tried to invetigate the effects of AST Qi-gong on the induction of apoptosis in gastrointestinal cancers. There were three types of Qi-gong effects ; the first was induction of apoptosis mainly, the second was induction of both the apoptosis and inhibiton of cell cycle, and the third was inhibition of cell cycle mainly. Although further study is indispensable for critical role of these mechanism, these observation suggested that the induction of the apoptosis was one of the therapeutic mechanism of AST Qi-gong against cancer.

Key words : AST Qi-gong, cancer related gene, apoptosis, cell cycle, cancer

I　はじめに

現代医学はこれまでに著しい進歩を遂げ、新しい医療技術をはじめ、高性能の医療機器および大量の新薬を生み出してきたが、ここに至ってさまざまな問題に直面している。医療技術は複雑化して一瞬の集中力の途切れが事故につながり、高価な医療機器は膨大な医療費として経済を圧迫し、合成新薬は多くの副作用を生み出して新しい疾病群を形成している。著者らは高価な医療機器や合成薬物を使用せずに疾患を治療することができるアストカイロ（AST）気功を用いていくつかの疾患について治療を行い、その臨床効果をこれまでに報告してきた[12,13)16−21)]。特に腫瘍に対する臨床効果は悪性腫瘍が重要な死亡原因である現代においては注目すべき効果である[1,2)20)]。

現代の研究技術の進歩に伴い、癌の研究においては細胞周期や癌関連遺伝子の研究が盛んに行われるようになってきた。特に近年、細胞にはあらかじめプログラムされた細胞死が存在することが明らかになり、アポトーシスと呼ばれている。アポトーシスにはこの細胞周期や癌関連遺伝子が関与し、癌の発生および増殖に強く影響しており注目されている[9,23]。これらの因子を検索することは癌の発生、増殖、生物学的悪性度や予後の推定のみならず治療効果の判定にも応用することができる。

今回著者らは、消化器癌における癌関連遺伝子およびサイトカインの発現に基づくアポトーシスについてAST気功治療の前後で検索し、気功治療が癌細胞のアポトーシスに与える効果を検討したので考察を加えて報告する。

II 方　法

1．症例

胃癌2例および大腸癌2例（表1）について、手術前にAST気功治療を施行し、治療前の病理組織生検および気功治療後の手術組織材料において癌関連遺伝子およびサイトカインの発現ならびにアポトーシスについて検索した。すべての患者とその家族に気功治療を充分に説明し、気功治療を実施することの了解を得た。対照として気功治療を行っていない大腸癌2例（対照1：58歳、男性および対照2：63歳、女性）と胃癌1例（対照3：69歳、男性）の計3名の消化器癌患者についても同様の検索を行った。また、すべての患者から採取した組織を研究に使用することの了承を得た。

2．AST気功治療

いずれの症例にも同様に、基本的な気功治療として疾患部に直接気を送るカイロの技法ならびに腫瘍の治療を目的として1点に気を集中させてレーザーメスのごとく腫瘍塊を切断する剣の技法を用いた。[1,2][20] 剣の技法は腫瘍に対して桝目状に気功による切開線をいれた。治療は外来での生検による診断日から手術日まで（表1）の全身精密検査等を含む手術に向けての標準的な準備期間を用いて短期間に施行し、気功治療のために特別に治療期間を設けることは行わなかった。また、術前に抗癌剤や放射線療法等の治療は施行していない。一回の気功治療時間は1時間で、治療回数は表1に示した。

3．病理組織学的検索

病理組織はホルマリン固定、パラフィン包埋し、5 μmに薄切して染色に用いた。ヘマトキシリン・エオジン（HE）染色および免疫組織化学的検索を行った。癌関連遺伝子の検索にはp 53、p 21を指標とし、アポトーシス関連サイトカインの検索にはFasおよびFas ligand（Fas-L）を指標とした。マウス・モノクローナル・抗p 53抗体（ダコ・ジャパン社製）、抗p 21抗体（ケミコン社製）、抗Fas抗体（ケミコン社製）および抗Fas-L抗体（トランスダクションラボラトリー社製）を用いた。また細胞周期の検索はKi-67抗原およびcyclin D 1の発現を指標とし、マウス・モノクローナル・抗Ki-67抗体（ダコ・ジャパン社製）および抗cyclin D 1抗体（サンタクルズ社製）を用いた。二次抗体にはペルオキシダーゼで標識したデキストランポリマーを二次抗体に結合させた抗体（ダコ・ジャパン社製）を使用した[14]。発色基質にはジアミノベンチジンを用いてペルオキシダーゼ標識部分を褐色に発色させ、これらの遺伝子蛋白の発現を可視化した[22]。

表1　症例

症例	患者	臨床診断	治療回数(回)	生検診断から手術までの日数(日)
1	52歳男性	大腸癌	6	32
2	71歳男性	胃癌	9	29
3	55歳男性	大腸癌	12	30
4	75歳男性	胃癌	4	28

4．アポトーシスの検索

アポトーシスの検索には terminal deoxynucleotidyl transferase (TdT) mediated deoxyuridine triphosphate (dUTP) biotin nick end labeling (TUNEL) 法[6] を用い、apoptosis in situ detection kit（Wako 社製）を使用した。アポトーシス細胞の数の測定は顕微鏡下で 100 個の癌細胞中のアポトーシス細胞の数を 3ヶ所計測してその平均値を 1 回とし、10 回の平均値を％として示した。また、有意差検定には Mann-Whitney U-test を用い、有意水準 5％未満を有意とした。

III 結　果

1．臨床的変化

生検診断から手術までの短期間の治療では、AST 気功治療の前後での臨床的な画像診断や内視鏡による肉眼的な所見においては著しい変化は認められなかった。

2．HE 染色による病理組織学的検索

HE 染色による検索は、癌取り扱い規約に準じて検索し、その所見を表 2 に示した。

3．癌関連遺伝子蛋白、アポトーシス関連サイトカインおよび細胞周期関連蛋白の変化

p 53、p 21、Ki-67、cyclin D 1、Fas および Fas-L の発現を表 3 に示した。p 53 蛋白の過剰発現（図 1 A、B）は 4 症例いずれにも治療前後ともに認められた。p 21 蛋白の発現は症例 2 ならびに症例 1 および 3 の中分化腺癌の部を中心に治療後に発現増強が認められた（図 1 C、D）。Ki-67 抗原の発現は症例 1、2 および 3 において治療後に減弱した（図 2 A、B）。Cyclin D 1 の発現は症例 1 および 3 の高分化腺癌の部において治療後に発現の低下が認められた（図 2 C、D）。また、症例 2 ならびに症例 1 および 3 の中分化腺癌の部において Fas-L の発現が増強し（図 3 A、B）、症例 2 では Fas の発現も増強が認められた（図 3 C、D）。

4．アポトーシスの検索

各症例の TUNEL 法による治療前後のアポトーシス細胞の数を表 3 に示した。症例 1、3 の中分化腺癌の部および症例 4 で有意な増加が認められた（図 4 A、B）。対照例の生検組織と手術組織におけるアポトーシスの割合はそれぞれ対照 1 が 0.6±0.2％（平均±標準偏差）と 0.4±0.3％、対照 2 が 1.0±0.4％と 1.2±0.5％、対照 3 が 0.9±0.3％と 0.8±0.4％であり、有意な

表 2　病理所見

症例	肉眼像	組織像
1	2 型：潰瘍限局型	高分化腺癌 中分化腺癌
2	3 型：潰瘍浸潤型	低分化腺癌
3	2 型：潰瘍限局型	高分化腺癌 中分化腺癌
4	IIc：表面陥凹型	高分化腺癌

表 3　治療後における癌関連遺伝子、アポトーシス関連サイトカイン、細胞周期関連蛋白の発現およびTUNEL法によるアポトーシス細胞数の変化（*p<0.01、**p<0.001）

症例	組織像	p53	p21	Ki-67	cyclin D1	Fas	Fas-L	アポトーシス（平均±標準偏差）治療前（％）	治療後（％）
1	高分化腺癌	不変	不変	減弱	減弱	不変	不変	1.0±0.4	1.1±0.5
	中分化腺癌	不変	増強	減弱	不変	不変	増強	1.2±0.4	3.8±1.6*
2	低分化腺癌	不変	増強	減弱	不変	増強	増強	0.2±0.1	0.3±0.2
3	高分化腺癌	不変	不変	減弱	減弱	不変	不変	0.7±0.2	1.2±0.3
	中分化腺癌	不変	増強	減弱	不変	不変	増強	0.9±0.4	3.2±1.4*
4	高分化腺癌	不変	不変	不変	不変	不変	不変	0.3±0.4	8.6±2.4**

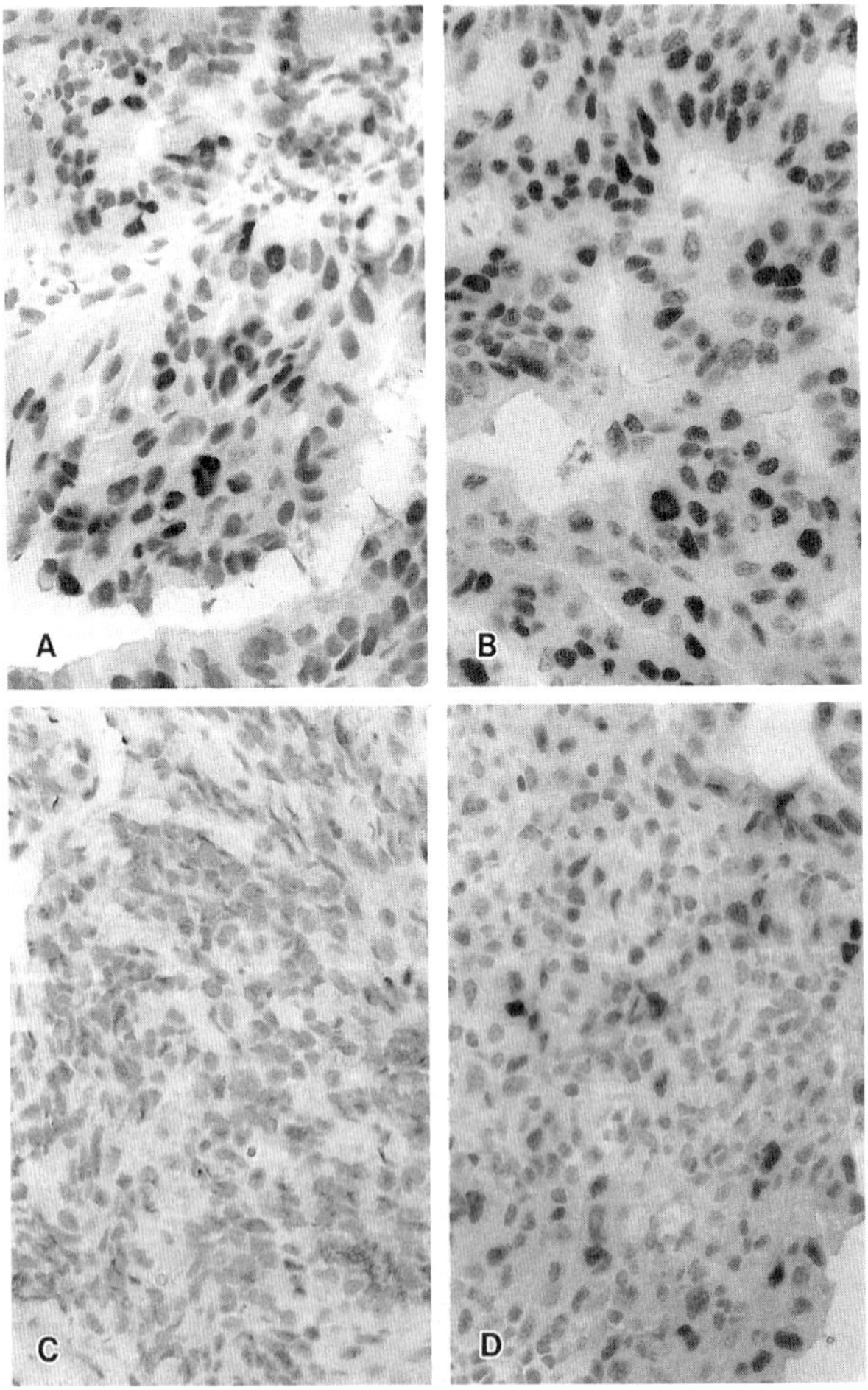

図1　癌関連遺伝子蛋白の免疫組織化学。(A)p53治療前、(B)p53治療後、(C)p21治療前、(D)p21治療後（A、B：症例３、免疫組織化学、X400。C、D：症例２、免疫組織化学、X400）。p53およびp21はいずれも細胞の核に発現が認められ、p21は治療後(D)において発現の増強を認めた。

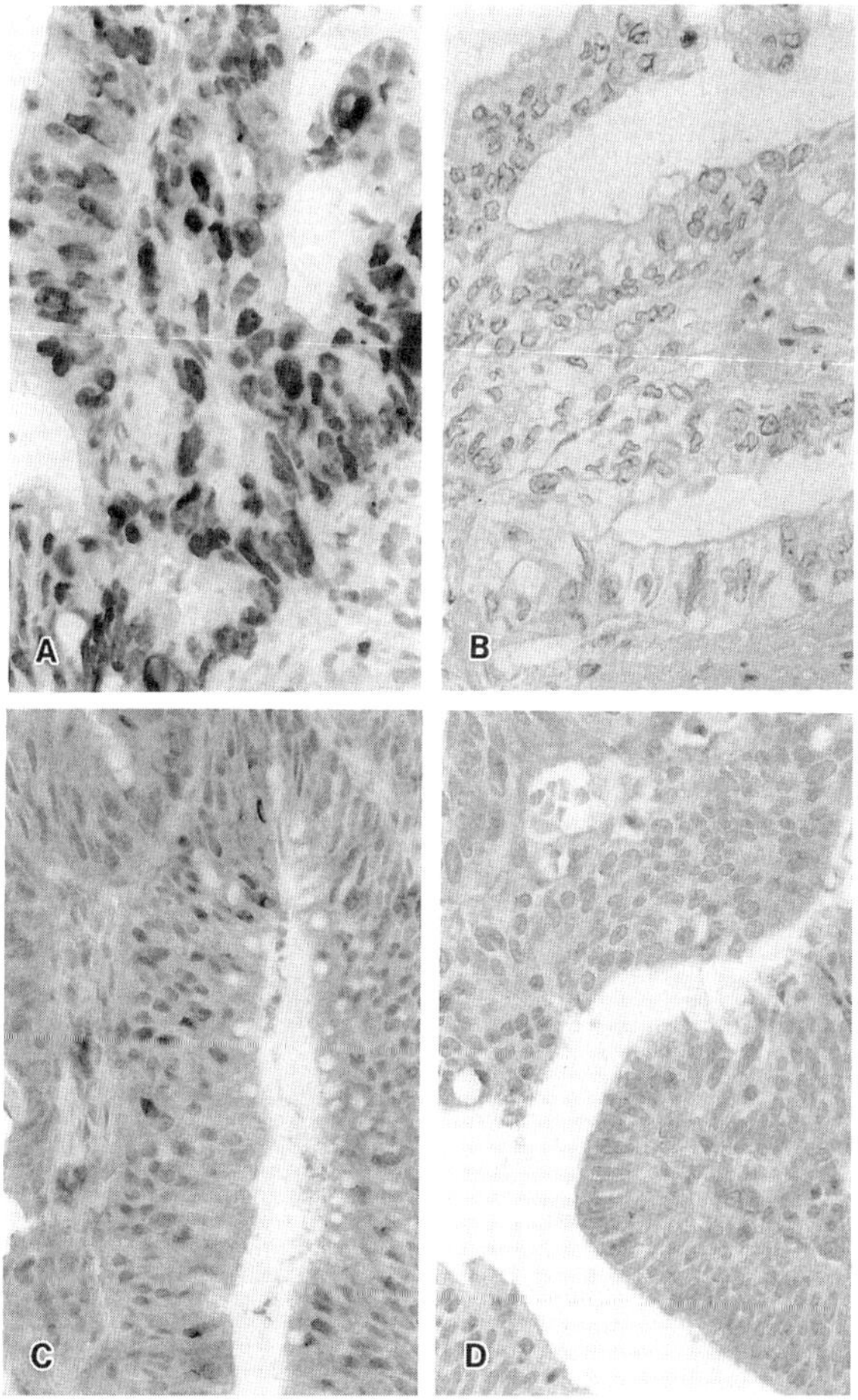

図 2　細胞周期関連蛋白の免疫組織化学。(A)Ki-67抗原治療前、(B)Ki-67抗原治療後、(C)cyclin D1。治療前、(D)cyclin D1治療後（A、B：症例 1 、免疫組織化学、X400。C、D：症例 3 、免疫組織化学、X400）。Ki-67抗原およびcyclin D1はいずれも細胞の核に発現が認められ、治療後(B)および(D)において発現の減弱が認められた。

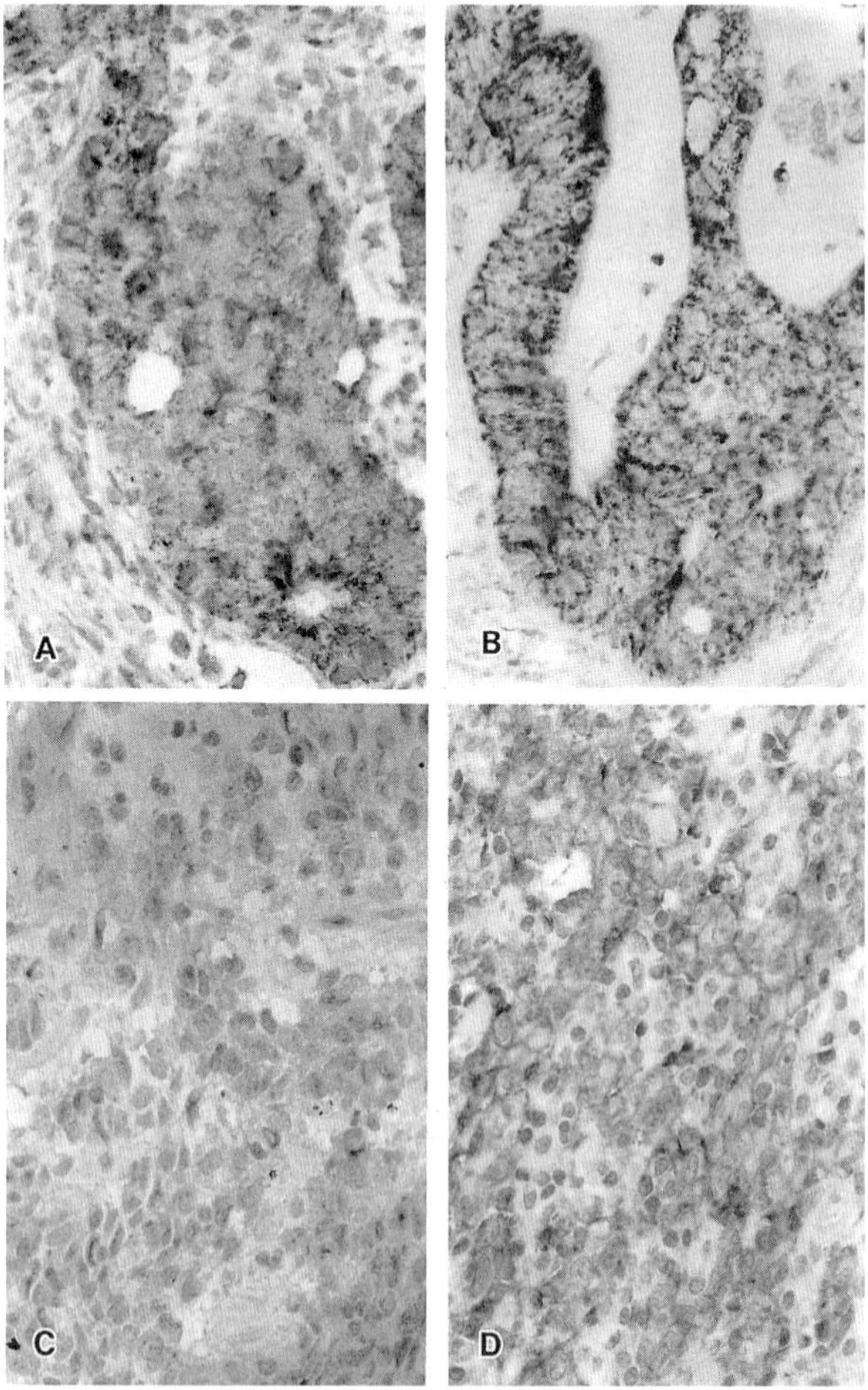

図3　アポトーシス関連サイトカインの免疫組織化学。(A)Fas-L治療前、(B)Fas-L治療後、(C)Fas治療前、(D)Fas治療後（A、B：症例1、免疫組織化学、X400。C、D：症例2、免疫組織化学、X400）。Fas-Lは細胞質および細胞膜に発現がみられ、Fasは細胞膜に発現が認められた。いずれも治療後(B)および(D)において発現の増強が認められた。

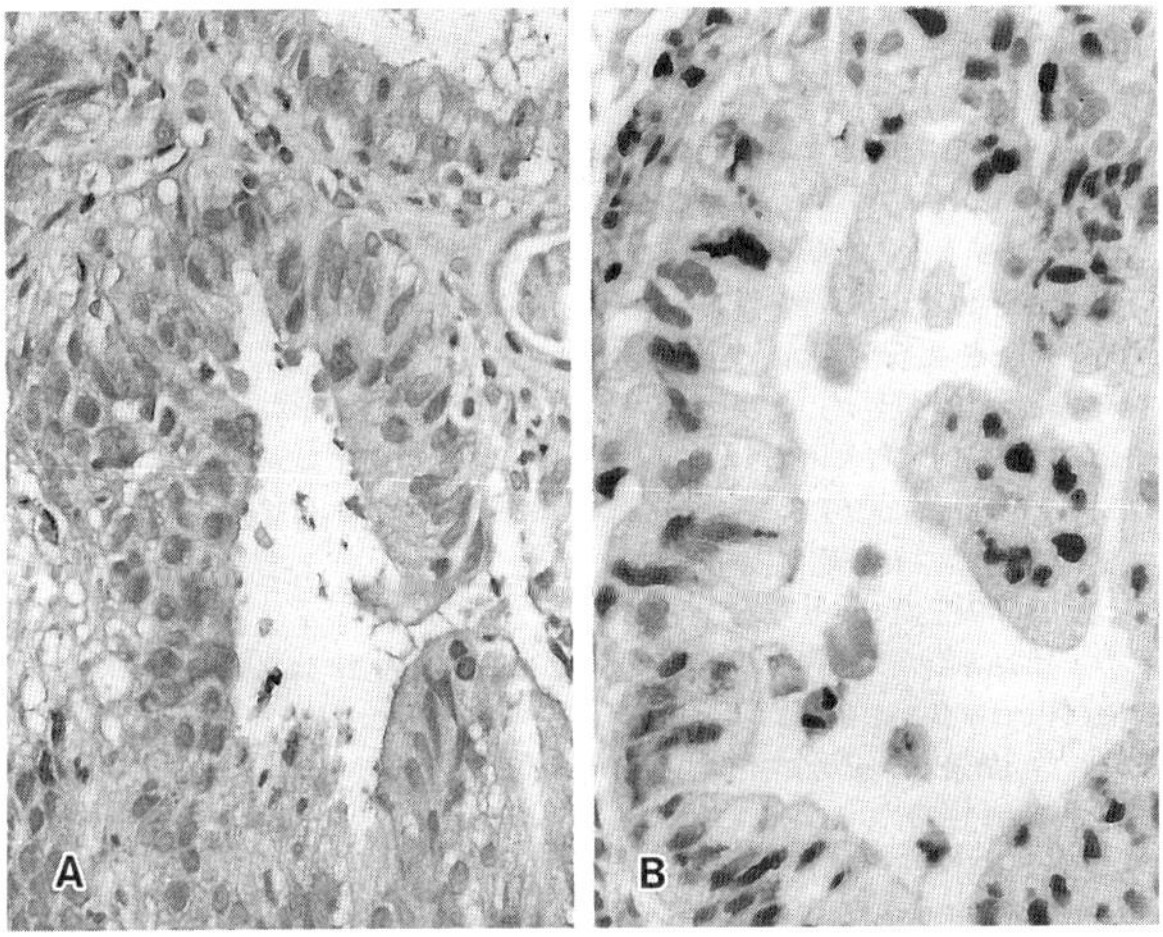

図4　アポトーシス細胞の検出。(A)治療前、(B)治療後（A、B：症例4、TUNEL法、X400）。断片化したDNAが細胞の核において検出される。その数は治療後(B)において有意に増加が認められた。

変化は認めなかった。

Ⅳ　考　　察

細胞死には主として2種類の細胞死が知られている。一つはネクローシスであり、もう一つはアポトーシスである。ネクローシスは細胞膜の直接的な障害やイオンチャンネルの変化による細胞の膨潤を特徴とする細胞死であり、放射線障害、抗癌剤、細菌毒素、火傷などによって起こる。それに対してアポトーシスは細胞外からの要因による刺激で細胞内の機能蛋白を介するシグナルによる核クロマチンDNAの規則的な断片化および細胞自体の断片化を特徴とし、しばしばプログラム細胞死とも呼ばれている[3]。生体内で生理的に生じる細胞死はほとんどがアポトーシスであり、本研究においても症例1および3の一部と症例4にアポトーシスによる細胞死が気功治療後に生じていた。また、アポトーシス細胞は断片化した核DNAを検出するTUNEL法によって検出が可能であり[6]、本研究ではアポトーシス細胞の検出にこのTUNEL法を用いた。

アポトーシスはその誘導メカニズムによってさらに2つに分類される。一つは細胞周期依存性のアポトーシスであり、もう一つは非依存性のアポトーシスである。細胞周期依存性のアポトーシスはp 53[10]やp 21[24]などの癌関連遺伝子および細胞周期に関するKi-67抗原[7]やcyclin D 1[8,15]と密接な関係がある。p 53はヒトの多くの腫瘍でその異常が検出される癌抑制遺伝子であり、DNAの損傷や低酸素等によってその蛋白が誘導されp 21の発現を誘導し細胞周期を停止させ、その間に異常部分が修復される機会を提供する。また、修復不可能な場合は細胞をアポトーシスへと誘導し、異常細胞を後の世代に残さない方向へと働く[4]。本研究では症例1および3の中分化腺癌の部ならびに症例4でアポトーシスが気功治療後に有意に誘導されていた。また、症例1および3の中分化腺癌の部ではp21の発現増強およびKi-67抗原の発現低下が認められ、アポトーシスと同時に細胞周期停止の方向へも誘導されていたと考えられる。それに対して、症例4ではほとんど大部分の部でp21およびKi-67抗原の発現は変化に乏しく、癌組織全体としては細胞周期への働きかけよりもむしろ修復不可能として強くアポトーシスが誘導された可能性が示唆された。

アポトーシスを誘導するサイトカインであるFas-Lあるいはその特異的受容体であるFasが関与するアポトーシスは細胞周期非依存性で、新たな遺伝子発現を必要とせず、細胞死が生じるまでの時間も細胞周期依存性のものより短い[11)]。本症例では症例1および3の中分化腺癌の部において治療後にFas-Lの発現増強がみられ、細胞周期非依存性のアポトーシスの誘導も同時に起こった可能性が示唆された。しかし、症例2ではFas-LおよびFasいずれも発現が増加したが有意なアポトーシス細胞の増加は検出できなかった。この症例2は一方でp21の発現増強とKi-67抗原の発現減弱がみられ、結果的には主に細胞周期停止の方向へ強く誘導されたものと考えられるが、このような現象に関してはさらに症例を重ねて検討する必要がある。

症例1および3の高分化腺癌の部は、cyclin D1の発現が減少しているが、cyclin D1は細胞増殖シグナルの伝達に関与する蛋白であり[5)]、AST気功が細胞増殖シグナル自体の抑制作用を有していることを示唆している。しかし、cyclinの機能は複雑であり、このメカニズムの解明にはこの分野全体の研究の進歩および著者らのさらなる研究が必要である。

本研究における以上のような現象は同一患者の治療前後において明らかな治療効果として認められ、また対照の非気功治療例では認められず、気功治療の特異的な効果と考えられる。また、外来診断から手術までの短期間の治療においても分子病理学的には明らかな変化が認められ、気功治療により分子レベルでの変化が起こっていることが明らかになった。具体的には消化器癌の気功治療により、症例4のように主にアポトーシスによる細胞死が誘導される場合、症例1および3の中分化腺癌の部のようにアポトーシスと細胞周期停止の方向の両方同時に誘導される場合、さらに症例2ならびに症例1および3の高分化腺癌の部のように主に細胞周期停止の方向に誘導される場合があることが判明した。以上より、AST気功治療にはアポトーシス誘導効果があり、この効果がAST気功治療の癌に対する治療メカニズムのひとつであることが示唆された。

Ⅴ　結　　語

1）AST気功には癌細胞のアポトーシス誘導効果が認められた。
2）AST気功治療により癌関連遺伝子やアポトーシス関連サトカインなどの分子レベルにおける変化が認められた。
3）本研究で認められた治療効果がAST気功の癌に対する治療メカニズムのひとつであることが示唆された。

謝　　辞

本研究の癌治療にご協力下さいました小野勝利氏、柿沼希威氏、菊池佽子氏、柴崎崇子氏、須田利昭氏、早川典久氏および八巻治子氏の各治療師の皆様には心より深謝いたします。

文　　献

1）千葉壽茂、嘉村亜希子他：大腸癌腹膜播種例に対するAST気功と現代医学の併用による臨床効果について、人体科学、8(2), pp49-55, 1999.
2）千葉壽茂、嘉村亜希子他：肺腫瘍に対するアストカイロ気功の効果、人体科学、9(1), pp61-65, 2000.
3）Corcoran GB and Ray SD. Contemporary issues in toxicology. The role of the nucleus and other compartments in toxic cell death produced by alkylating hepatotoxicants. Toxicol Appl Pharmacol 113, pp167-183, 1992.

4）土橋　洋、野口高史他：細胞周期とその制御、病理と臨床、17(8), pp782-788, 1999.

5）Grana X, Garriga J et al. Role of the retinoblastoma protein family, pRB, p107 and p130 in the negative control of cell growth. Oncogene 17, pp3365-3383, 1998.

6）Gavrieli Y, Sherman Y et al. Identification of programmed cell death in situ via specific labeling of nuclear DNA fragmentation. J Cell Biol 119, pp493-501, 1992.

7）Gerdes J, Lemke H et al. Cell cycle analysis of a cell proliferation associated human nuclear antigen defined by the monoclonasl antibody Ki-67. J Immunol, 133 pp1710-1715, 1984.

8）Hunter T, Pines J.Cyclins and cancer. II ; Cyclin D and CDK inhibitors come of age. Cell 79, pp573-582, 1994.

9）Kerr J F, Wyllie AH et al. Apoptosis : a basic biological phenomenon with wide-ranging implications in tissue kinetics. Br J Cancer 26, pp239-257, 1972.

10）Levine AJ. p53, the cellular gatekeeper for growth and division. Cell 88, pp323-331, 1997.

11）Nagata S. Apoptosis by death factor. Cell 88, pp355-365, 1997.

12）中村孝之、田中常雄他：AST 気功が視力に及ぼす効果、人体科学、9(1), pp23-31, 2000.

13）中村孝之、田中常雄他：学童の視力低下に対するアストカイロ（AST）気功治療効果、人体科学、10(2), pp35-40, 2001.

14）Sabattini E, Bisgaard K et al. The EnVision++ system : a new immunohistochemical method for diagnostics and research. Critical comparison with the APAAP, ChemMate, CSA, LABC, and SABC techniques. J Clin Pathol, 51, pp506-511, 1998.

15）Sherr CJ. G1 phase progression : cycling on cue. Cell, 79, pp551-555, 1994.

16）柴田峻彰、北村幸郷他：アストカイロ（AST）気功の握力に及ぼす影響、人体科学、10(2), pp27-33, 2001.

17）鈴木正弘、神谷信行他：慢性腎不全に対するアストカイロ法の臨床効果について、人体科学、1(1), pp71-77, 1992.

18）鈴木正弘、神谷信行他：慢性腎不全及び狭心症に対するアストカイロ法の臨床効果について、人体科学、2(1), pp61-70, 1993.

19）鈴木正弘、神谷信行他：慢性腎不全および高血圧症に対するアストカイロ法の臨床効果について、人体科学、3(1), pp15-22, 1994.

20）鈴木正弘、神谷信行他：腫瘍に対するアストカイロ気功の臨床効果について、人体科学、4(1), pp71-78, 1995.

21）鈴木正弘、神谷信行他：肩関節周囲炎に対するアストカイロ気功の臨床効果について、人体科学、6(1), pp67-74, 1997.

22）Trojanowski JQ, Obrocka MA et al. A comparison of eight different chromogen protocols for the demonstration of immunoreactive neurofilaments or glial filaments in rat cerebellum using the peroxidase-antiperoxidase method and monoclonal antibodies. J Histochem Cytochem 31, pp1217-1223, 1983.

23）Wyllie AH. Apoptosis (the 1992 frank rose memorial lecture). Br J Cancer 67, pp205-208, 1993.

24）Yasui W, Akama Y et al. Expression of cyclin-dependent kinase inhibitor p21 WAF1/CIP1 in non-neoplastic mucosa and neoplasia of the stomach ; relation with p53 status and proliferative activity. J Pathol 180, pp122-128, 1996.

〔受付 2001 年 12 月 22 日〕

人体科学 11—(1)：19—26，2002〈資料〉

アストカイロ（AST）気功が癌細胞の増殖活性および癌抑制遺伝子 p 53 の機能発現に及ぼす影響

北　村　幸　郷*（鳥取大学）
嘉　村　亜希子（済生会福島総合病院）
鈴　木　正　弘（St. コロンビア大学）

Effects of AST Chiro Qi-gong on the Cancer Proliferative Activity and Functional Expression of Cancer Suppressor Gene p53

Yukisato KITAMURA (Tottori University)
Akiko YOSHIMURA (Saiseikai Fukushima General Hospital)
Masahiro SUZUKI (St. Columbia University)

AST Chiro Qi-gong (AST Qi-gong) has been reported about the effects on several diseases and tumors hitherto. However, its therapeutic mechanism has never been reported and never been well known. Authors tried to report the effects of AST Qi-gong on gastrointestinal cancers using histopathological study. Immunohistochemical examination showed the decrease of the expression of Ki-67 antigen and proliferating cell nuclear antigen in cancer tissues after AST Qi-gong therapy. These observation suggested that AST Qi-gong therapy induced the normal functional expression of cancer suppressor gene p53 which induces cancer cells into non-proliferative, quiescent, state.

Key words: gastrointestinal cancer, cancer suppressor gene p53, cell cycle, AST Qi-gong

I　はじめに

癌の治療は放射線治療、抗癌剤および破壊的な手術を含めて過酷な治療が多く、誰もが積極的には望まない治療方法が主流となっている。アストカイロ（AST）気功は患者に対する肉体的、精神的負担がほとんどない治療であり、著者らはこれまでに AST 気功を用いていくつかの疾患に対して治療を行い、その臨床効果を報告してきた[8,11-15]。特に腫瘍に対する臨床効果は注目すべき効果であり[1,2,14]、この治療方法を現代医学と組み合わせることで、少しでも癌患者の苦痛を軽減することができれば幸いである。本研究では AST 気功治療が癌細胞の増殖活性および癌抑制遺伝子の機能発現に与える影響を検討し、癌治療に有効な治療法としての有用性をその作用機序の面から検討した。

近年の遺伝子関連技術の進歩に伴って、癌の発生増殖には細胞周期のメカニズムや様々な遺伝子が関与していることが知られるようになり、多くの研究者が細胞周期をはじめ、癌遺伝子および癌抑制遺伝子の研究を行っている。癌関連遺伝子の中でも p 53 と呼ばれる遺伝子は癌細胞の増殖を抑制する癌抑制遺伝子として知られている[6]。癌抑制遺伝子 p 53 は多くのヒトの癌細胞でその異常が見出される遺伝子であり、多量にその蛋白を発現させるとその細胞の細胞周期を停止させ、さらに細胞を静止状態に誘導する強い活性を持っている。このため機能異常のない正常な p 53 遺伝子は遺伝子の守護神とも呼ばれており、17 番染色体の短腕上に位置し、DNA の損傷や低酸素状態等によってその蛋白発現が誘導されて細胞周期を停止させるが p 53 遺伝子に機能異常があるとその機能が働かなくなり、細胞の癌化を誘発する原因となる[5]。

これまでに、気功治療が癌関連遺伝子や癌の増殖活性に与えた影響に関する報告は著者らが検索した範囲では認められない。今回著者らは、消化器癌について、AST 気功が癌細胞の増殖活性および癌抑制遺伝子 p 53 の機能発現に及ぼす影響について病理組織学的検討を行ったので考察を加えて報告する。

II 方　法

1．症例

75 歳男性の胃癌（症例 1）および 55 歳男性の大腸癌（症例 2）の症例に対し、術前に AST 気功治療を施行し、治療前の病理組織生検および気功治療後の手術組織材料において癌細胞の増殖活性および癌抑制遺伝子 p 53 の機能発現について検索した。対照として気功治療を行っていない 3 名の消化器癌（大腸癌 2 例、胃癌 1 例）患者についても同様の検索を行った。すべての患者からその組織を研究に使用することの了承を得た。

2．AST 気功治療

既報[1,2)14] にみられるように、基本的な治療技術として疾患部に直接気を送るカイロの技法ならびに腫瘍の治療を目的として 1 点に気を集中させてレーザーメスのごとく腫瘍塊を切断する剣の技法を用いた。剣の技法は気の凝集状態を作り、意識を用いて気を固定化して静止状態のまま細胞内に進入し、腫瘍に対して桝目状に気功による切開線をいれる技術である。治療期間は外来での生検による診断日から手術日までの短期間（約 1ヶ月）であった。症例 1 の胃癌は早期癌であり、手術前に 1 回 1 時間の治療を 4 回行った。また、症例 2 の大腸癌は進行癌のため手術前に 1 回 1 時間の治療を 12 回行った。

3．病理組織学的検索

病理組織はホルマリン固定、パラフィン包埋し、5 μm に薄切して染色に用いた。ヘマトキシリン・エオジン（HE）染色および免疫組織化学的検索を行った。p 53 蛋白の検索にはマウス・モノクローナル・抗 p 53 抗体（ダコ・ジャパン社製）を用い、細胞増殖活性は Ki-67 抗原および proliferating cell nuclear antigen（PCNA）の発現を指標とし、マウス・モノクローナル・抗 Ki-67 抗体（ダコ・ジャパン社製）および抗 PCNA 抗体（ダコ・ジャパン社製）を用いた。二次抗体にはペルオキシダーゼで標識したデキストランポリマーを二次抗体に結合させた抗体（ダコ・ジャパン社製）を使用した[9]。発色基質にはジアミノベンチジンを用いてペルオキシダーゼ標識部分を褐色に発色させ[16]、これらの蛋白の発現を可視化した。

III 結　果

1．臨床的変化

外来での診断から手術までの短期間における治療の前後では臨床的な画像診断や、内視鏡による肉眼的な所見には著しい変化は認められなかった。

2．HE 染色による病理組織学的検索

HE 染色による検索は、癌取り扱い規約に準じて検索し、症例 1 の胃癌は粘膜固有層に浸潤する（sm）早期胃癌で高分化腺癌（図 1 A）であった。症例 2 は固有筋層に達する（pm）進行癌で高分化腺癌および中分化腺癌（図 1 B）から構成されていた。

3．Ki-67 抗原の発現

症例 1 では癌全体としては発現に著明な変化

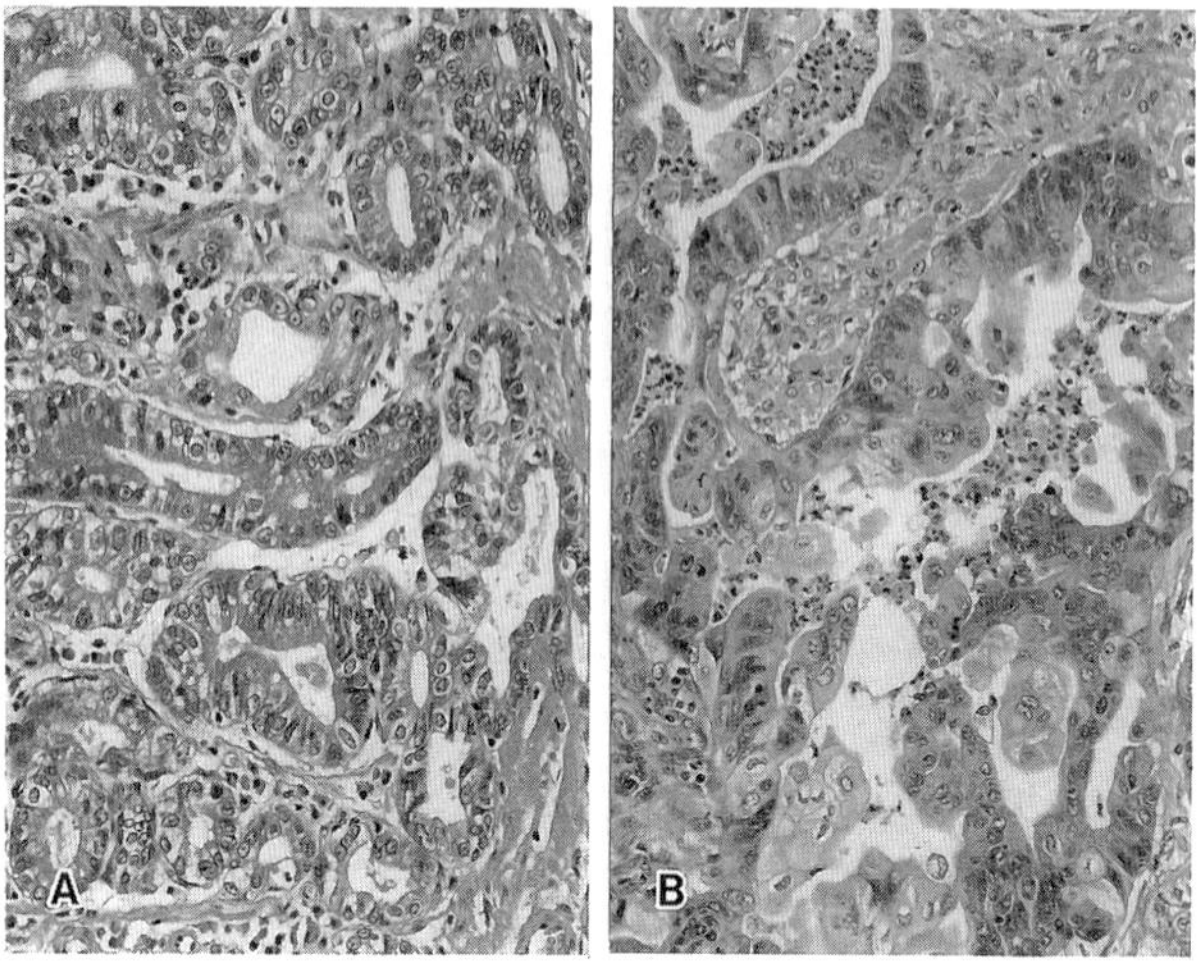

図1　HE染色による癌組織像。(A)症例1、胃癌、高分化腺癌。(B)症例2、大腸癌、中分化腺癌の部分。（A、B：HE染色、X100）

は認めなかったが、癌細胞が増殖しようとする癌の先進部では癌細胞の核に発現するKi-67抗原の発現低下が気功治療後に認められた（図2A、B)。また、症例2では、高分化腺癌の部よりも中分化腺癌の部を中心に治療後に発現の低下が認められた（図2C、D)。

4．PCNAの発現

症例1ではKi-67抗原と同様に癌の先進部において癌細胞の核に発現するPCNAの発現低下が気功治療後に認められた（図3A、B)。また、症例2では、中分化腺癌の部を中心に治療後の発現の低下が認められた（図3C、D)。

5．癌抑制遺伝子p53の発現

症例1では治療後に癌の先進部においてp53蛋白の発現増強が癌細胞の核に認められ（図4A、B)、症例2の免疫組織化学的検索においては、治療の前後で発現の強さ自体には著明な差はみられなかった（図4C、D)。

Ⅳ　考　　察

細胞の増殖は細胞周期の制御機構に依存しており、細胞周期制御因子の異常は癌化に深く関与している。細胞周期は便宜上4つの期に分類され、DNA複製が行われるS（synthesis）期、核分裂が行われるM（mitosis）期、その間に位置するG1、G2（gap phase）期と命名され、細胞はS→G2→M→G1→Sというサイクルを描いている。さらに増殖せずに静止期にいる細胞に対してG0期が想定されている[3,10]。本研究で検索したKi-67抗原はS、G2、MおよびG1期のいずれにおいても発現するが、G0期には発現しない蛋白である[4]。また、PCNAはG1期からS期にかけて合成される蛋白で、細胞の増殖能の判定に有用とされている[7]。本研究において症例1では癌の先進部において、また、症例2では中分化腺癌の部を中心にKi-67抗

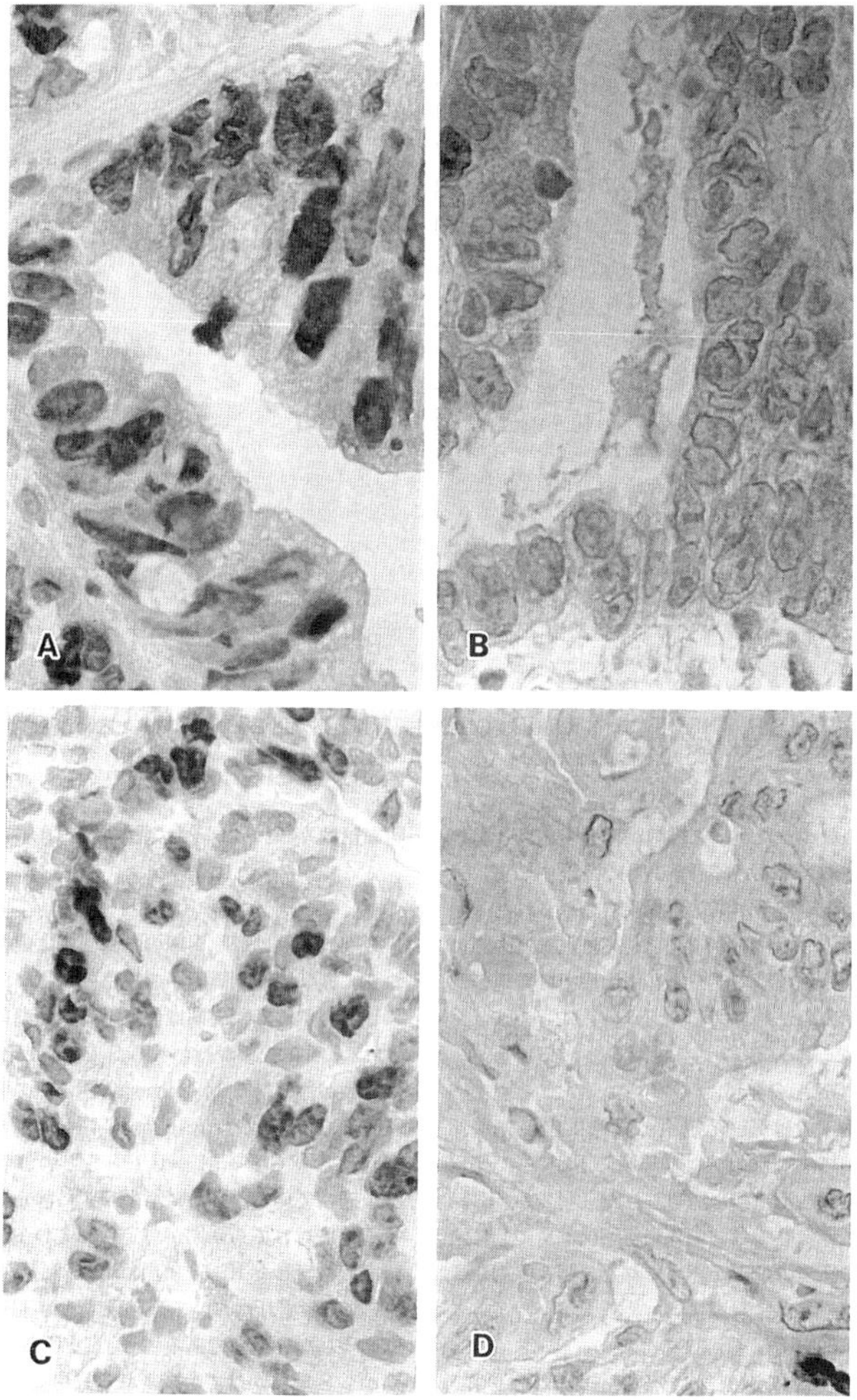

図２　免疫組織化学によるKi-67抗原の発現：(A)症例１、治療前。(B)症例１、治療後。(C)症例２、治療前。（D）症例２、治療後。（A、B、C and D：免疫組織化学、X400）

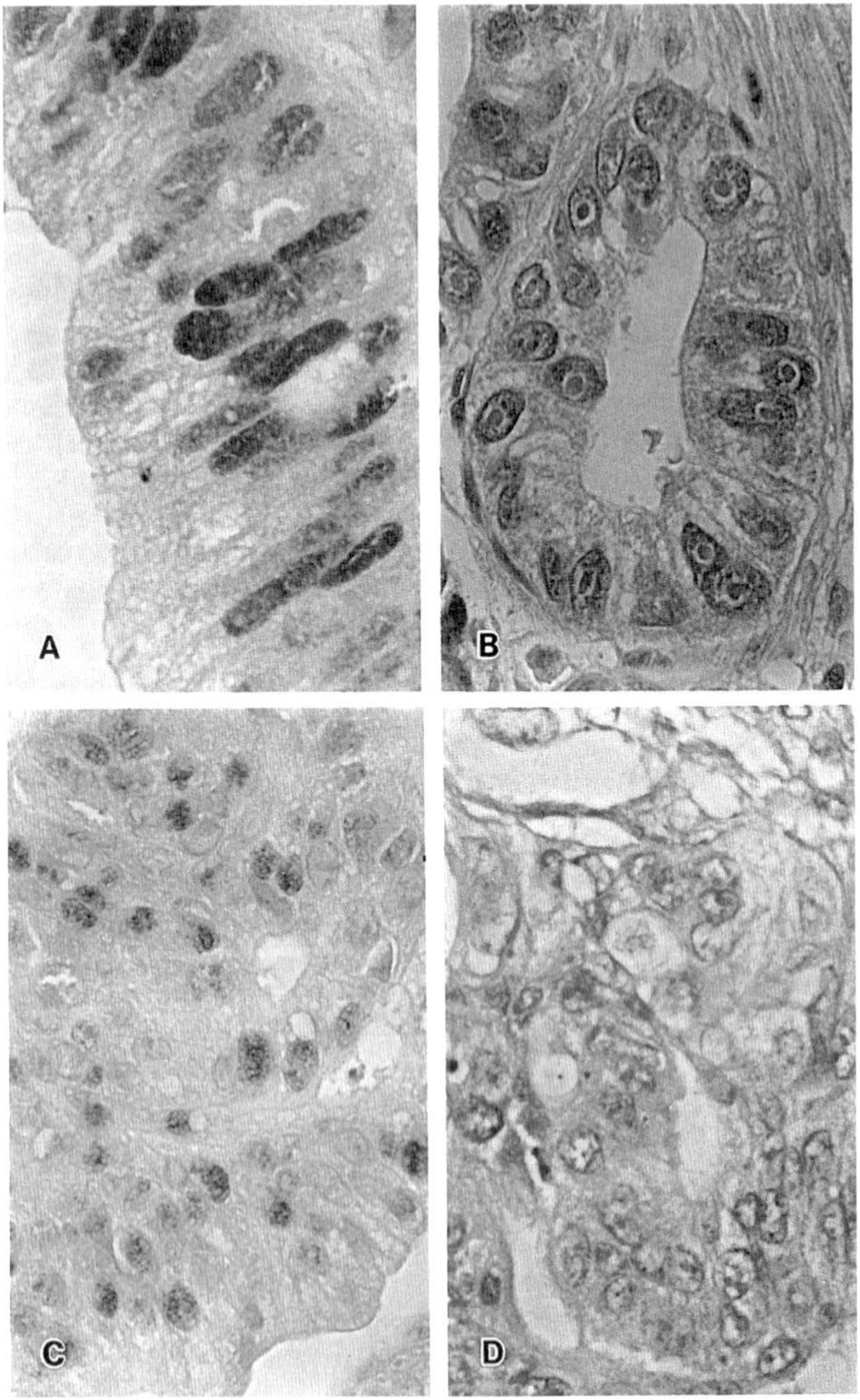

図３　免疫組織化学によるPCNAの発現：(A)症例１、治療前。(B)症例１、治療後。(C)症例２、治療前。(D)症例２、治療後。（A、B、C and D：免疫組織化学、X４00）

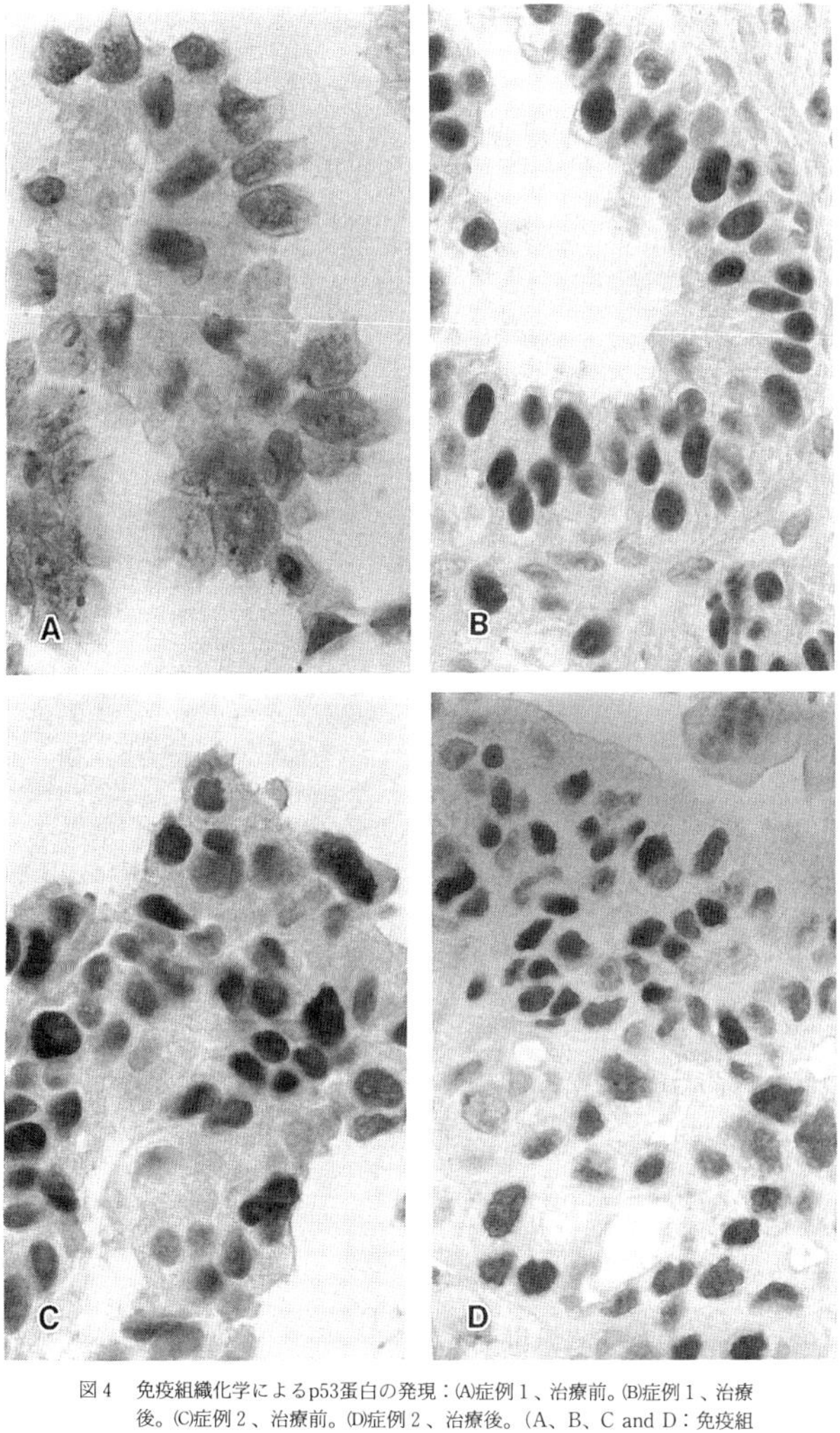

図４　免疫組織化学によるp53蛋白の発現：(A)症例１、治療前。(B)症例１、治療後。(C)症例２、治療前。(D)症例２、治療後。（A、B、C and D：免疫組織化学、X400）

原およびPCNAの発現の低下が認められた。このことから、これらの部ではAST気功治療により癌細胞の増殖活性が抑制され、細胞がG 0の静止期に誘導されたことが示唆される。

通常の研究に用いられる抗p 53抗体は正常のp 53蛋白も機能異常を有するp 53蛋白もいずれも検出するが、正常なp 53遺伝子の機能が発揮された場合はKi-67抗原の発現が減少し、細胞が静止期に誘導されたことで間接的に評価することができる。本研究では症例1は気功治療後に癌の先進部でp 53蛋白の発現の増強およびKi-67抗原の発現の減少が認められ、気功治療後には正常なp 53遺伝子の機能発現が増強したと考えられる。また、症例2の場合はp 53蛋白の発現自体には治療の前後において大きな変化は免疫組織化学では認められなかったが、p 53遺伝子の機能異常の有無はこの時点では不明であり、Ki-67抗原の発現が気功治療後に減弱し、癌細胞が静止期に誘導されていたことから、正常なp 53遺伝子の機能が治療後に発揮されているものと考えられる。

これまでの腫瘍に対するAST気功治療の効果の報告[1,2,14]では治療によって臨床的にも改善の所見が認められたが、本研究の治療期間は外来での生検診断から手術までのきわめて短期間に限られ、気功治療の前後において、癌の大きさ等肉眼的には変化が無く、臨床的には著明な所見の変化が認められなかった。しかし、この限られた短期間の治療においても、病理組織学的、分子病理学的には明らかな変化が認められ、治療回数および治療期間をさらに増加させれば、臨床的にもその効果がはっきり認められるようになると考えられる。特に、高分化な部分よりも分化度が低い中分化の部分、また癌が同じ分化度であっても増殖しようとする癌の先進部、すなわち悪性度のより高い部分において効果がみられることは興味深く、この詳細なメカニズムについてはさらなる研究が必要である。

本研究において著者らは、これまでに報告してきたAST気功のいくつかの疾患に対する効果に加えて、AST気功の癌細胞に対する効果を病理組織学的に検索し、その効果のメカニズムの一端を明らかにすることができた。今回認められた効果は、同一患者での治療前と治療後の変化であり、また対照の非気功治療例ではこのような変化は認められないことから、気功治療特異的と考えられる。現在さらに研究を積み重ね、その治療効果のメカニズムの解明を進めている。

V　結　　語

1）AST気功には癌細胞の増殖活性を抑制する効果があることが明らかになった。
2）AST気功は癌抑制遺伝子p 53の機能をより良く発揮させる方向に作用すると考えられる。
3）短期間の治療において臨床的に捕らえられるような明らかな改善所見はみられなくとも、分子病理学的には明らかな変化が認められ、このメカニズムがAST気功の癌に対する治療効果の一部である可能性が示唆された。

謝　　辞

本研究の癌治療にご協力下さいました小野勝利氏、柿沼希威氏、菊池佽子氏、柴崎崇子氏、須田利昭氏、早川典久氏および八巻治子氏の各治療師の皆様には心より深謝いたします。

文　　献

1）千葉壽茂、嘉村亜希子他：大腸癌腹膜播種例に対するAST気功と現代医学の併用による臨床効果について、人体科学、8(2), pp49-56, 1999.
2）千葉壽茂、嘉村亜希子他：肺腫瘍に対するアストカイロ気功の効果、人体科学、9(1), pp61-65, 2000.
3）土橋　洋、野口高史他：細胞周期とその制御、病理と臨床、17(8), pp782-788, 1999.
4）Gerdes J, Lemke H et al. Cell cycle analysis of a cell proliferation associated human nuclear antigen defined by the monoclonasl antibody Ki-67. J Immunol,

133, pp1710-1715, 1984.

5） Greenblatt MS, Bennett WP et al. Mutation in the p53 tumor suppressor gene: clues to cancer etiology and molecular pathogenesis. Cancer Res, 54, pp4855-4878, 1994.

6） Levine AJ. p53, the cellular gatekeeper for growth and division. Cell 88, pp323-331, 1997.

7） Mathews MB, Bernstein RM et al. Identify of the proliferating cell nuclear antigen and cyclin. Nature 309, pp374-376, 1984.

8）中村孝之、田中常雄他：AST 気功が視力に及ぼす効果、人体科学、9(1), pp23-31, 2000.

9） Sabattini E, Bisgaard K et al. The EnVision⁺⁺ system: a new immunohistochemical method for diagnostics and research. Critical comparison with the APAAP, ChemMate, CSA, LABC, and SABC techniques. J Clin Pathol, 51, 506-511, 1998.

10） Sherr CJ. G1 phase progression: cycling on cue. Cell, 79, pp551-555, 1994.

11）鈴木正弘、神谷信行他：慢性腎不全に対するアストカイロ法の臨床効果について、人体科学、1(1), pp71-77, 1992.

12）鈴木正弘、神谷信行他：慢性腎不全及び狭心症に対するアストカイロ法の臨床効果について、人体科学、2(1), pp61-70, 1993.

13）鈴木正弘、神谷信行他：慢性腎不全および高血圧症に対するアストカイロ法の臨床効果について、人体科学、3(1), pp15-22, 1994.

14）鈴木正弘、神谷信行他：腫瘍に対するアストカイロ気功の臨床効果について、人体科学、4(1), pp71-78, 1995.

15）鈴木正弘、神谷信行他：肩関節周囲炎に対するアストカイロ気功の臨床効果について、人体科学、6(1), pp67-74, 1997.

16） Trojanowski JQ, Obrocka MA et al. A comparison of eight different chromogen protocols for the demonstration of immunoreactive neurofilaments or glial filaments in rat cerebellum using the peroxidase-antiperoxidase method and monoclonal antibodies. J Histochem Cytochem 31, 1217-1223, 1983.

〔受付 2001 年 12 月 22 日〕

人体科学 11—(2)：21—26, 2002 〈資料〉

アストカイロ（AST）気功が癌細胞におけるベータ型トランスフォーミング増殖因子タイプⅠ受容体（Transforming Growth Factor-beta Receptor Type Ⅰ）の発現に及ぼす影響

北村幸郷* （鳥取大学）
嘉村亜希子 （済生会福島総合病院）
鈴木正弘 （St. コロンビア大学）

Effects of AST Chiro Qi-gong on the Expression of Transforming Growth Factor-beta Receptor Type Ⅰ in Cancer

Yukisato KITAMURA (Tottori University)
Akiko YOSHIMURA (Saiseikai Fukushima General Hospital)
Masahiro SUZUKI (St. Columbia University)

AST Chiro Qi-gong (AST Qi-gong) has been reported about the effects on severl diseases including cancer on clinical stance, hitherto. However, critical mechanism of therapeutic effect of AST Qi-gong has never been well known. Authors tried to investigate the effects of AST Qi-gong on the expression of transforming growth factor-beta receptor type I (TGF-βR type I) in colon cancer tissue by histopathological method. Immunohistochemical study showed the induction of the expression of TGF-βR type I in the area of moderately differentiated adenocarcinoma. It was interesting that the induction was stronger in the moderately differentiated area than in well differentiated area. However, because the critical reason of this interest was not well understood, further study was indispensable. In this study, it was suggested that AST Qi-gong induced the TGF-βR type I expression to inhibit the cancer growth by receiving more effect of TGF-β which was well known cytokine as the inhibitory factor of cell growth.

Key words : AST Qi-gong, transforming growth factor beta receptor, cancer, cell growth, cytokine

Ⅰ　はじめに

アストカイロ（AST）気功は現代医学を用いても治療が困難な疾患に対して現代医学と併用することで有用な治療効果を発揮し、その成果はこれまでにいくつかの疾病について報告されてきた[9,10,13,15−17,19]。特に、腫瘍に対する効果は癌患者にとって一筋の光明をもたらす可能性が期待される[3,4,18]。しかしその治療効果の詳細なメカニズムは充分解明されたわけではなく、さらなる研究努力が必要である。

単細胞生物および多細胞生物のいずれにおいても、細胞個々の DNA 複製や RNA の転写および蛋白合成の機能そのものは共通した機能である。しかし、機能の異なる様々な細胞が統合されて機能している多細胞生物では個体全体のバランスを維持するために個々の細胞の機能および増殖と分化は厳密に制御されている。この制御システムは多細胞生物が単細胞生物とは異なって高次機能を持ち得る所以であり決定的な違いとされている[1,7]。

人間を含む多細胞生物では生体のホメオスターシスを維持する内分泌系、生体の防御システムを司る免疫系、生体の内外の情報処理をする神経系などの制御システムがみられ、細胞間のシグナル伝達機構として細胞間のコミュニケーションを司っている。サイトカインは細胞間のコミュニケーションを行う蛋白質性シグナル伝達分子の総称であり、伝達分子にはその分子特異的な受容体が存在し、受容体を介して細胞内にそのシグナルが伝達される[1,7]。

今回著者らは細胞の増殖と分化を司るサイトカインとして知られるベータ型トランスフォーミング増殖因子（transforming growth factor-beta）の特異的受容体であるベータ型トランスフォーミング増殖因子タイプⅠ受容体（transforming growth factor-beta receptor type I：以下 TGF-βR type I と記す）の発現に AST 気功が与える効果を大腸癌の症例において検索したので考察を加えて報告する。

II 方　法

1．症　例

52 歳男性の大腸癌（症例 1）および 55 歳男性の大腸癌（症例 2）の症例に対し、術前に AST 気功治療を施行し、治療前の病理組織生検および気功治療後の手術組織材料において癌細胞の TGF-βR type I の発現について検索した。対照として気功治療を行っていない 2 名の大腸癌患者についても同様の検索を行った。すべての患者からその組織を研究に使用することの了承を得た。

2．気功治療

基本的な気功技術として疾患部に直接気を送るカイロの技法ならびに腫瘍の治療を目的として 1 点に気を集中させてレーザーメスのごとく腫瘍塊を切断する剣の技法を用いた[3,4,18]。剣の技法は気の凝集状態を作り、意識を用いて気を固定化して静止状態のまま細胞内に進入し、腫瘍に対して桝目状に気功による切開線をいれる技術である。治療期間は外来での生検による診断日から手術日までの短期間（約 1 ヶ月）であった。症例 1 は手術前に 1 回 1 時間の治療を 6 回行い、症例 2 は手術前に治療を 12 回行った。

3．病理組織学的検討

病理組織はホルマリン固定、パラフィン包埋し、5 μm に薄切して染色に用いた。ヘマトキシリン・エオジン（HE）染色および免疫組織化学的検索を行った。TGF-βR type I の検索には抗 TGF-βR type I 抗体（サンタクルズ社製）を用いた。二次抗体にはペルオキシダーゼで標識したデキストランポリマーを二次抗体に結合させた抗体（ダコ・ジャパン社製）を使用した[11]。発色基質にはアミノエチルカルバゾールを用いてペルオキシダーゼ標識部分を赤色に発色させ、これらの蛋白の発現を可視化した[8]。

III 結　果

1．臨床的変化

外来での診断から手術までの短期間における治療の前後では臨床的な画像診断や、内視鏡による肉眼的な所見には著しい変化は認められなかった。

2．HE 染色による病理組織学的検索における変化

HE 染色による検索は、癌取り扱い規約に準じて検索し、症例 1 の大腸癌は漿膜に浸潤する（ss）進行癌で高分化腺癌（図 1 A）および中分化腺癌（図 1 B）から構成されていた。症例 2 は固有筋層に達する（pm）進行癌で同様に高分化腺癌および中分化腺癌から構成されていた。

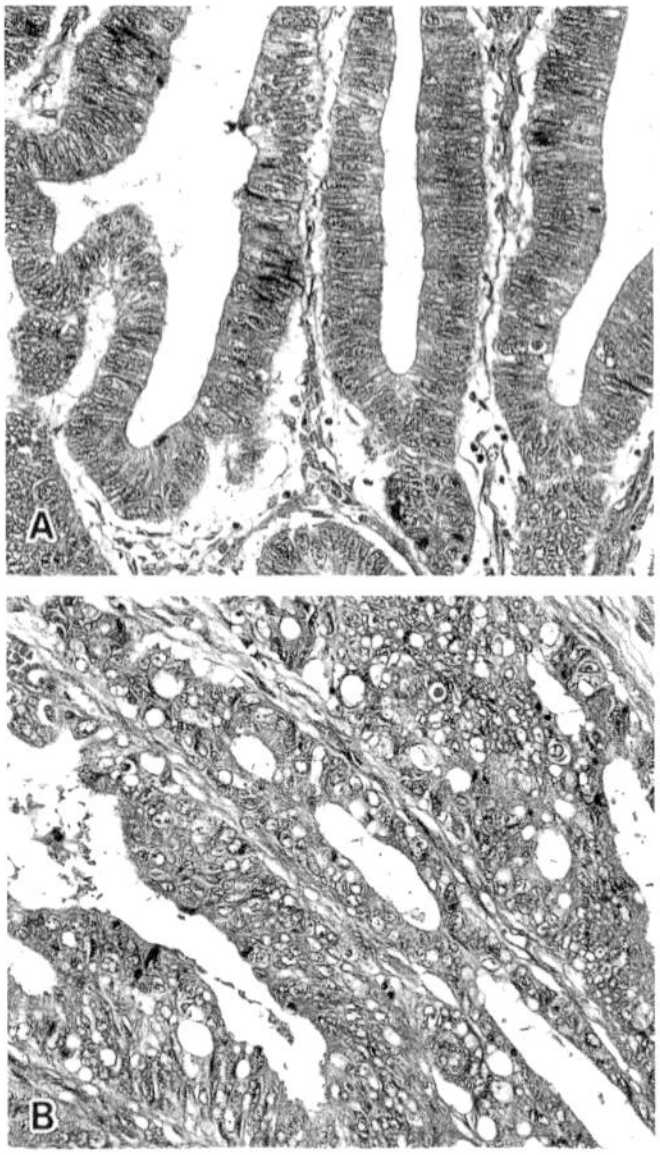

図1　HE 染色による癌組織像。A：高分化腺癌、B：中分化腺癌(症例1、HE 染色、X 100)

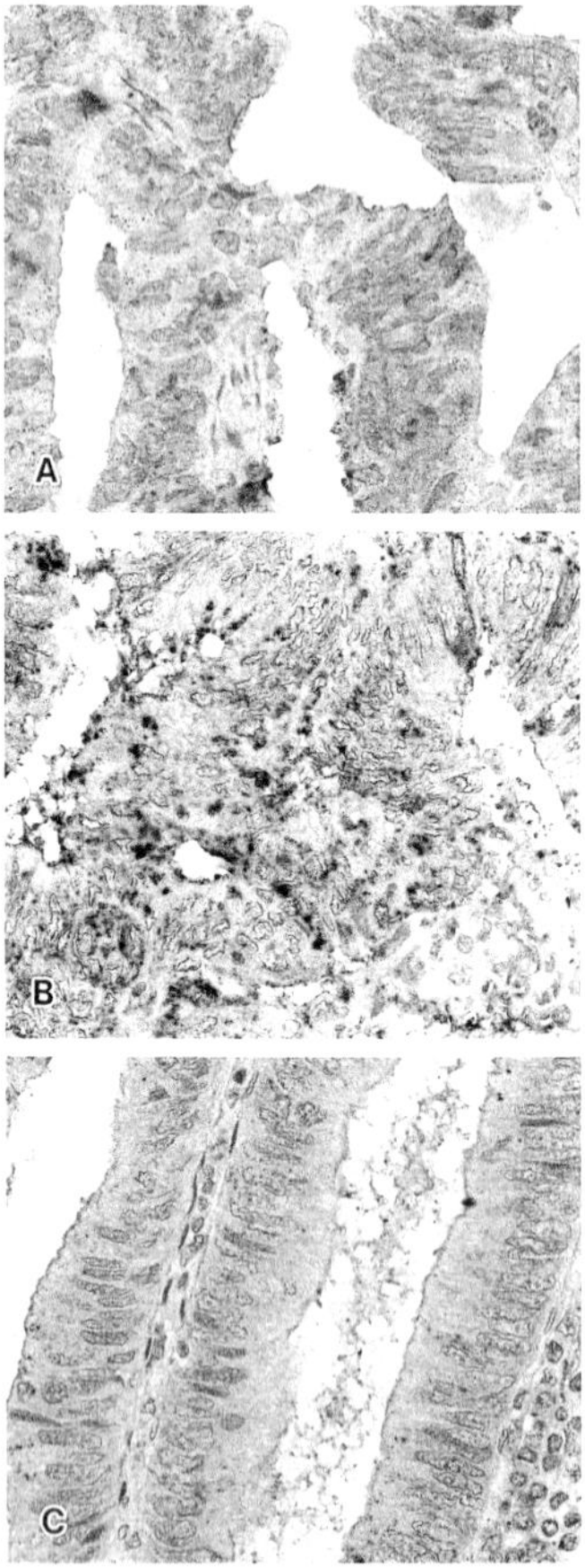

図2　免疫組織化学による TGF-βR type Ⅰの発現。症例1、治療前(A：中分化腺癌)、治療後(B：中分化腺癌、C：高分化腺癌)(免疫組織化学、X 400)

3．TGF-βR type Ⅰの発現

症例1における TGF-βR type Ⅰの発現は高分化腺癌の部(図2C)よりも異型の強い中分化腺癌の部で気功治療前(図2A)と比較して治療後(図2B)に発現の誘導が認められた。症例2においても同様に中分化腺癌の部で気功治療前(図3A)と比較して治療後(図3B)に発現の誘導がみられ、また高分化腺癌と中分化腺癌の境界部では、中分化腺癌の側に強い発現が認められた(図3C)。

Ⅳ　考　　察

TGF-β は正常の線維芽細胞の形質転換を引き起こし、軟寒天の中での増殖を促進する因子の一つとして単離され、上皮由来の細胞や内皮細胞、血液幹細胞、リンパ球などに対しては強力な増殖抑制因子として作用し、また、細胞の

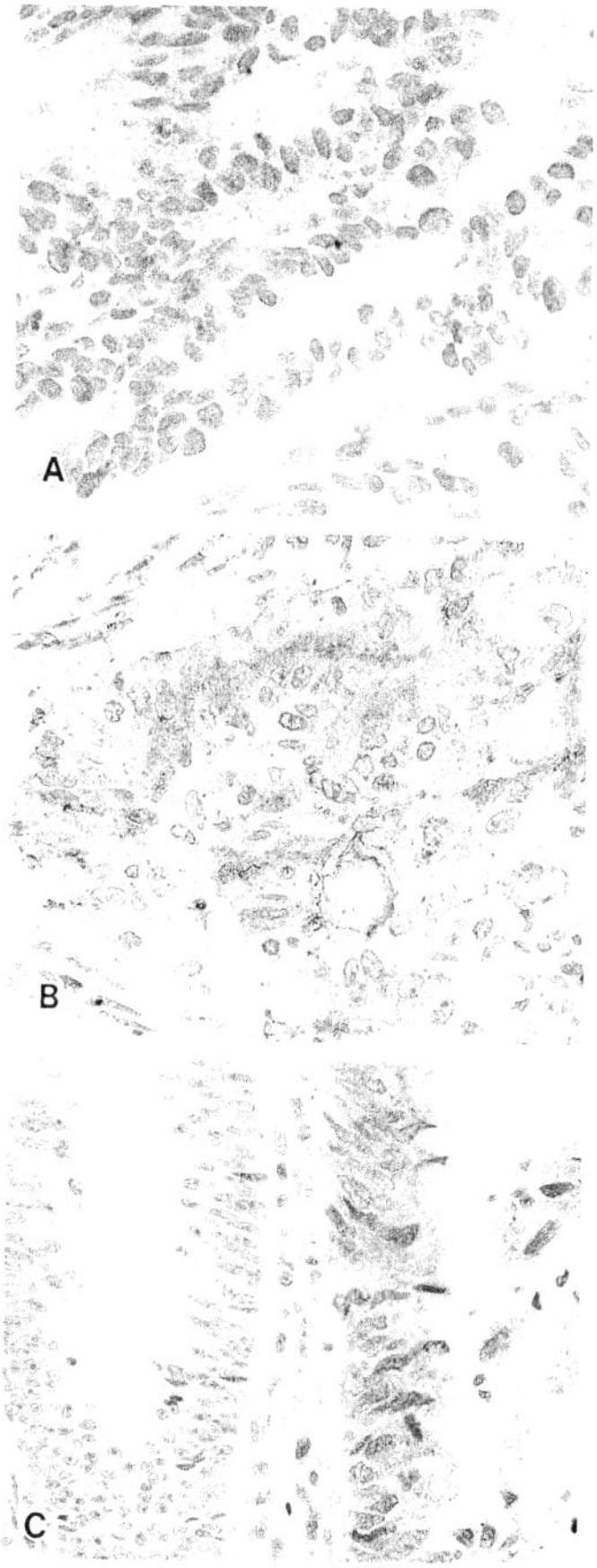

図3　免疫組織化学によるTGF-βR type Iの発現。症例2、治療前（A：中分化腺癌）、治療後（B：中分化腺癌、C：中分化腺癌と高分化腺癌の境界部）（免疫組織化学、X 400）

分化の調節作用を有することも知られている[14]。TGF-βにはβ1からβ5まで5つのアイソフォームがみられ、哺乳類にはβ1からβ3が認められる。ヒトに関する限りではβ1が生体のほとんどの組織で認められ、β2およびβ3は発現している組織が限られている[5]。このTGF-βが細胞に作用するにはTGF-βが特異的に結合する受容体が必要であり、この受容体を介してシグナル伝達が行われる[7]。しかも細胞で産生されるTGF-βは潜在型として細胞外に分泌され、生理活性機序により活性型に転換し、受容体に結合してその作用を発揮する[12]。受容体にはTGF-βR　type I、type IIおよびtype IIIが認められるが、TGF-βによる増殖抑制機能にはTGF-βR type Iが重要であると報告されており[2]、本研究ではこのTGF-βR type Iについて検索を行った。

TGF-βは腫瘍の無制限な増殖能の抑制に関与しているが、TGF-βに対する不応性の獲得は受容体自体の異常やTGF-βの受容体への結合以降のシグナル伝達機構の異常が原因と考えられており、むしろ受容体側の異常を原因として、細胞がTGF-βの持つ増殖抑制作用から逸脱することが腫瘍形成に関与していると考えられている[2,6]。従って、癌の増殖抑制には受容体が重要な役割を演じており、本研究においてもTGF-βR type Iの検索を行った結果、AST気功治療後に大腸癌の中分化腺癌の部でTGF-βR type Iの発現の誘導が認められた。これはTGF-βの持つ増殖抑制作用をよりよく受け取る方向に誘導されたことを示唆している。また、高分化腺癌の部ではTGF-βR type Iの著明な発現の誘導は認められなかったが、生物学的悪性度のより高い中分化腺癌の部分においてこのような誘導が認められることは興味深い。しかし、この現象についてはさらに症例を積み重ねて検討する必要があると考えている。

本研究では大腸癌において、AST気功により細胞間コミュニケーションを司るサイトカインの受容体においてその治療による効果が認められることが判明した。また、本研究における以上のような現象は同一患者の治療前後において明らかな効果として認められ、また対照の非気功治療例では認められず、気功治療特異的な効果と考えられる。また、外来診断から手術までの短期間においても分子病理学的には明らかな変化が認められ、長期の気功治療を行うことで、臨床的にも肉眼的に明らかな治療効果が期待できる。癌におけるこのような効果が苦痛を伴わない気功治療で認められることは、今後の癌治療において患者に希望を与えるものであると考えており、さらに研究を推し進めているところである。

Ⅵ 結 語

1）AST 気功には癌細胞の TGF-βR type I の発現を誘導する効果があることが明らかになった。

2）AST 気功はより生物学的悪性度の高い部分に強く作用する傾向があると考えられる。

3）短期間の治療において臨床的に捕らえられるような明らかな改善所見はみられなくとも、分子病理学的には明らかな変化が認められ、このメカニズムが AST 気功の癌に対する治療効果のひとつである可能性が示唆された。

Ⅶ 謝 辞

本研究の癌治療にご協力下さいました小野勝利氏、柿沼希威氏、菊池恢子氏、柴崎崇子氏、須田利昭氏、早川典久氏および八巻治子氏の各治療師の皆様には心より深謝いたします。

文 献

1）Arai K, Lee F et al. Cytokines : coordinators of immune and inflammatory responses. Annu Rev Biochem 59, pp 783-836, 1990.

2）Boyd FT, Massague J. Transforming growth factor-beta inhibition of epithelial cell proliferation linked to the expression of a 53-kDa membrane receptor. J Biol Chem 264, pp 2272-2278, 1989.

3）千葉壽茂、嘉村亜希子他：大腸癌腹膜播種例に対する AST 気功と現代医学の併用による臨床効果について、人体科学、8(2), pp 49-56, 1999.

4）千葉壽茂、嘉村亜希子他：肺腫瘍に対するアストカイロ気功の効果、人体科学、9(1), pp 61-65, 2000.

5）Derynck R, Lindquist PB et al. A new type of transforming growth factor-beta, TGF-beta 3. EMBO J 7, pp 3737-3743, 1988.

6）Ichijo H, Momose F et al. Biological effects and binding properties of transforming growth factor-beta on human oral squamous cell carcinoma cells. Exp Cell Res 187, pp 263-269, 1990.

7）Kishimoto T, Taga T et al. Cytokine signal transduction, Cell 76, pp 253-262, 1994.

8）Koretz K, Leman J et al. Metachromasia of 3-amino-9-ethylcarbazole (AEC) and its prevention in immunoperoxidase techniques. Histochemistry 86, pp 471-478, 1987.

9）中村孝之、田中常雄他：AST 気功が視力に及ぼす効果、人体科学、9(1), pp 23-31, 2000.

10）中村孝之、田中常雄他：学童の視力低下に対するアストカイロ（AST）気功治療効果、人体科学、10(2), pp 35-40, 2001.

11）Sabattini E, Bisgaard K et al. The EnVision＋＋ system: a new immunohistochemical method for diagnostics and research. Critical comparison with the APAAP, ChemMate, CSA, LABC, and SABC techniques. J Clin Pathol, 51, 506-511, 1998.

12）Sato Y, Rifkin DB. Inhibition of epithelial cell movement by pericytes and smooth muscle cells: activation of a latent transforming growth factor-beta 1-like molecule by plasmin during co-culture. J Cell Biol 109, pp 309-315, 1989.

13）柴田峻彰、北村幸郷他：アストカイロ（AST）気功の握力に及ぼす影響、人体科学、10(2), pp 27-33, 2001.

14）Sporn, MB, Roberts AB. Transforming growth factor-beta: recent progress and new challenges. J Cell Biol, 119, pp 1017-1021, 1992.

15）鈴木正弘、神谷信行他：慢性腎不全に対するAST カイロ法の臨床効果について、人体科学、1(1), pp 71-77, 1992.
16）鈴木正弘、神谷信行他：慢性腎不全及び狭心症に対するAST カイロ法の臨床効果について、人体科学、2(1), pp 61-70, 1993.
17）鈴木正弘、神谷信行他：高血圧症および慢性腎不全に対するアストカイロ法の臨床効果について、人体科学、3(1), pp 15-22, 1994.
18）鈴木正弘、神谷信行他：腫瘍に対するアストカイロ気功の臨床効果について、人体科学、4(1), pp 71-78, 1995.
19）鈴木正弘、神谷信行他：肩関節周囲炎に対するアストカイロ気功の臨床効果について、人体科学、6(1), pp 67-74, 1997.

〔受付 2002 年 3 月 17 日〕

㈶日本ＡＳＴ協会加盟治療院

㈶日本ＡＳＴ協会が推薦する治療院

の会場では見学会を開催しております。

ホームページアドレス　:www.japanast.or.jp

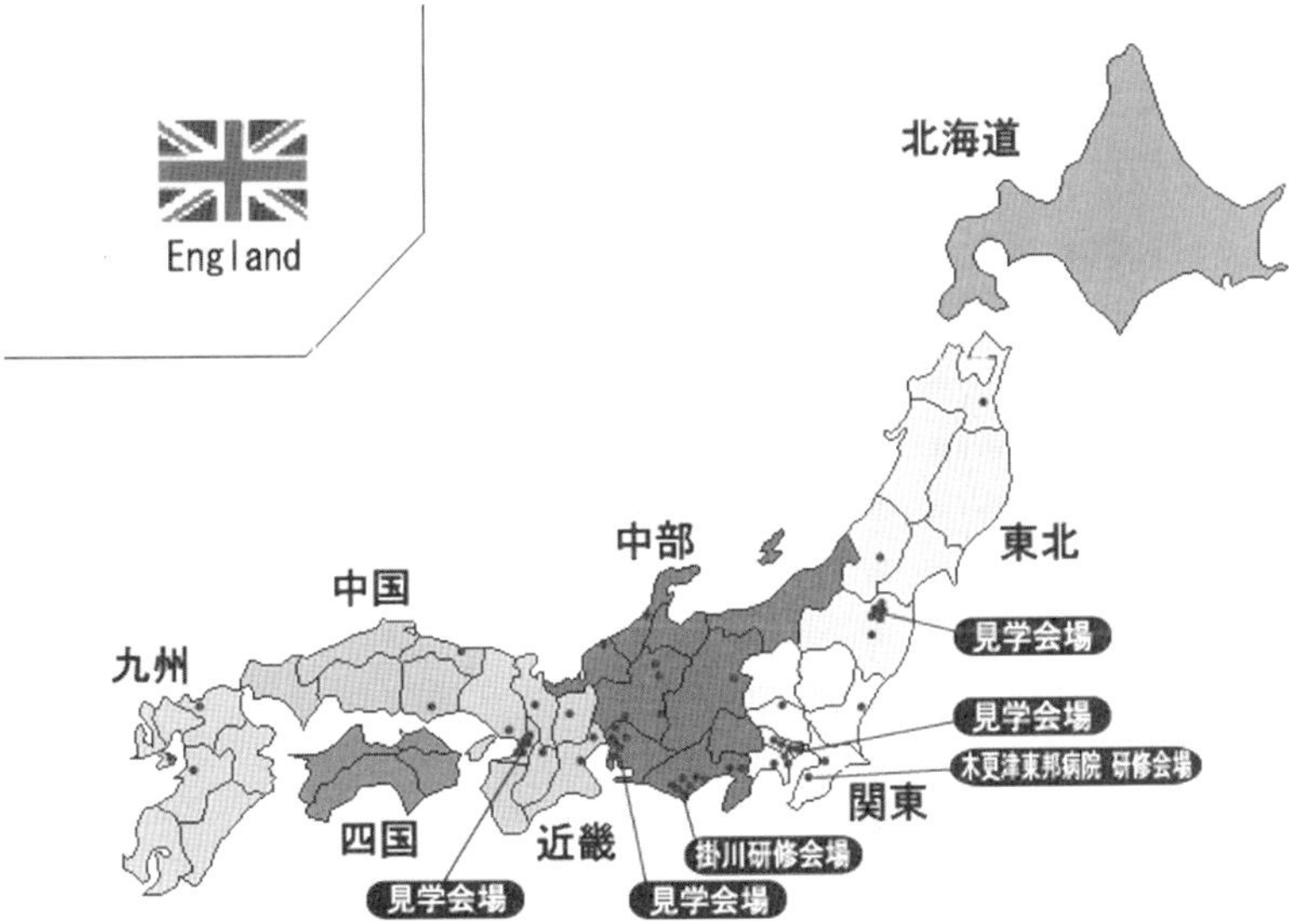

㈶日本ＡＳＴ協会

㈶日本ＡＳＴ協会は1991年３月にＡＳＴ気功技術研究の向上と普及、ガン・難病患者などの救済の三点を主とする目的で設立された。ＡＳＴ気功の教本を出版し、全国に普及活動を行っている。

協力

北村幸郷　医学博士
嘉村亜希子　医学博士

ガンはＡＳＴ気功で治せ

2004年３月23日　第１刷第１刷発行

発売　株式会社**星雲社**
〒101-0012東京都文京区大塚3-21-10
電話 03-3947-1021 FAX 03-3947-1617
発行　St.Columbia University Press
〒436-0004 静岡県掛川市八坂2387
電話 0537-27-1875 FAX 0537-27-1870
E-mail　columbia@quartz.ocn.ne.jp
印刷・製本所　図書印刷株式会社

落丁・乱丁本はお取り替えいたします。

ISBN4-7952-4618-1